AF396092

TRAITEMENT

HOMŒOPATHIQUE

DES

MALADIES PROPRES A L'AFRIQUE

INTERTROPICALE

Par le Docteur Léon SIMON

CHEVALIER DE LA LÉGION D'HONNEUR
MÉDECIN A L'HÔPITAL HAHNEMANN

ÉD. CRÉTÉ

IMPRIMERIE TYPOGRAPHIQUE

CORBEIL (S.-&-O.)

—

TRAITEMENT

HOMŒOPATHIQUE

DES

MALADIES PROPRES A L'AFRIQUE INTERTROPICALE

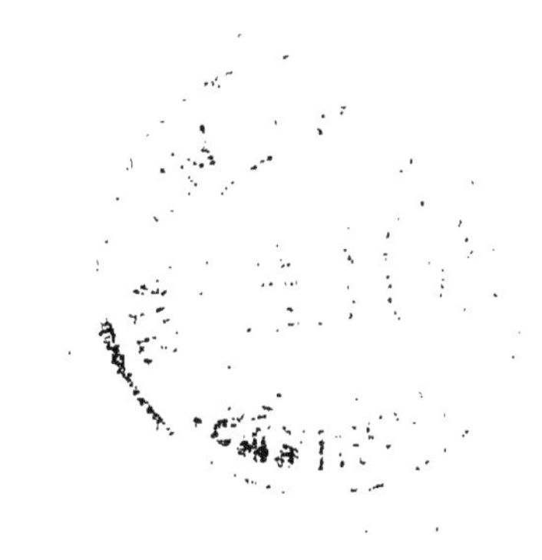
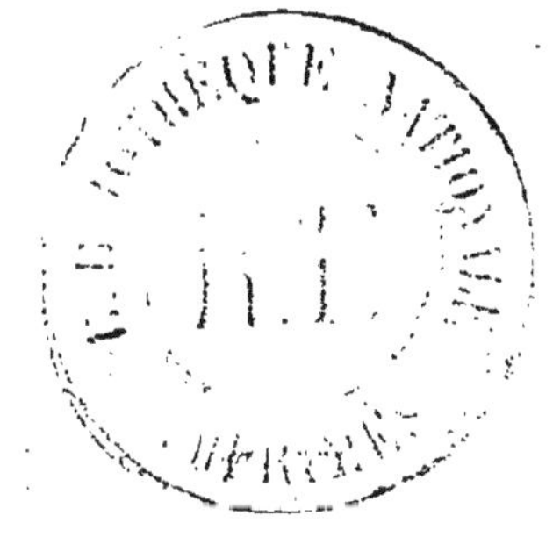

TRAITEMENT

HOMŒOPATHIQUE

DES

MALADIES PROPRES A L'AFRIQUE

INTERTROPICALE

Par le Docteur Léon SIMON

CHEVALIER DE LA LÉGION D'HONNEUR
MÉDECIN A L'HÔPITAL HAHNEMANN

ÉD. CRÉTÉ

IMPRIMERIE TYPOGRAPHIQUE

CORBEIL (S. &-O.)
—

TRAITEMENT HOMŒOPATHIQUE

DES

MALADIES PROPRES A L'AFRIQUE INTERTROPICALE

INTRODUCTION

Ces instructions, publiées en 1885, sur la demande d'un missionnaire qui devait évangéliser la Haute-Egypte, ont été utilisées par des marins, des soldats et des explorateurs. Comme il n'en existe plus un exemplaire, nous suivons le conseil qui nous a été donné et nous publions une nouvelle édition. Elle diffère peu de la précédente; cependant, sur la demande de plusieurs personnes, nous avons ajouté un chapitre sur la fièvre jaune et nous avons remanié celui de la fièvre intermittente. Enfin nous avons supprimé çà et là des longueurs pour donner à notre travail le plus possible de clarté et de concision.

§ I. — *Principes de l'homœopathie.*

1° *Loi des semblables.* —Le plus prompt et le plus sûr moyen de guérir consiste à donner un médicament capable de faire naître, chez l'homme sain, un ensemble de phénomènes anormaux semblable à l'ensemble de ceux que l'on constate chez le malade.

Ainsi, tout traitement homœopathique est la résultante de deux opérations essentielles : 1° comparaison des symptômes constatés chez le malade avec les effets purs des médicaments, consignés dans la matière médicale ; 2° choix du remède dont les effets sur l'homme sain sont semblables, dans leur ensemble, à la totalité des symptômes qu'on veut guérir. Il ne faut pas croire cependant qu'Hahnemann borne la thérapeutique à une confrontation de deux listes de symptômes. Le bon sens nous indique que ceux-ci s'enchaînent et se subordonnent les uns aux autres et qu'il ne faut pas, par exemple, attacher une égale importance à la saillie faite par le cal vicieux d'une fracture mal réduite et à celle d'une exostose.

2° — Voici les procédés d'après lesquels on prépare les médicaments homœopathiques :

S'il s'agit d'un minéral, tel que le mercure, l'or, le carbonate de chaux, il faut avant tout se le procurer pur de tout mélange. Ensuite, on en prend 0 gr. 05, qu'on mêle dans un mortier avec 0 gr. 95 d'une poudre inerte, telle que le sucre de lait, puis on broie le mélange avec le pilon pendant dix minutes afin de le rendre bien homogène. On obtient ainsi la 1re trituration ; pour préparer la 2e, on prend 0 gr 05 de la 1re trituration, qu'on triture pendant dix minutes avec 0 gr. 95 de sucre de lait. On prépare ainsi les trois premières triturations. Au delà on procède par voie de dilution.

Les sucs végétaux, les liquides et les corps solubles dans l'eau et l'alcool sont préparés par voie de dilution. S'il s'agit d'une plante herbacée, on la coupe en morceaux assez petits pour qu'elle puisse tenir dans un bocal et macérer tout entière dans l'alcool. Après un ou deux jours de macération, on filtre le liquide obtenu et l'on a la teinture-mère. S'il s'agit d'une écorce, comme celle du quinquina, ou d'une graine dure, comme la noix vomique ou la graine d'anacardium, on la réduit en poudre avant de la faire macérer. S'il s'agit d'un minéral soluble dans l'eau, on en prépare une solution concentrée. Pour obtenir la 1re dilution, on prend 0 gr. 05 de la teinture ou de la solution, qu'on mêle avec 0 gr.95 d'alcool, puis on imprime au mélange 100 fortes secousses. On prépare la 2e dilution en secouant 100 fois un mélange de 0 gr. 05 de la première et de 0 gr. 95 d'alcool, et ainsi de suite jusqu'à la 30e, s'il y a lieu.

Nous indiquons, sous une forme aussi concise que possible, la préparation des médicaments homœopathiques parce que nos lecteurs devront être autant pharmaciens que médecins. Il est évident en effet que, le plus souvent, ils seront dépourvus de remèdes dilués ou autres. Admettons qu'ils arrivent munis d'une pharmacie bien montée; au bout d'un temps plus ou moins court, elle sera épuisée par l'usage et par les avaries. Comme on ne peut pas espérer qu'il leur soit possible de recevoir régulièrement d'Europe de nouvelles provisions, il faut qu'ils comptent avant tout sur eux-mêmes et soient capables de se préparer des remèdes en utilisant les ressources que leur fourniront la faune, la flore et le sol des contrées qu'ils habitent.

C'est pourquoi, dans les présentes instructions, nous avons donné la préférence aux médicaments exotiques, surtout à ceux qui ont des chances d'être rencontrés en Afrique. Si leurs vertus sont moins connues que celles de nos polychrestes, on les aura plus facilement sous la main et c'est là un grand avantage.

3° — Le mode d'administration des médicaments comprend le choix et la répétition des doses.

Hahnemann a découvert que les procédés de préparation dont nous venons de donner un aperçu développent considérablement la force curative des médicaments, *vis medicatrix*, c'est-à-dire qu'ils mettent ceux-ci dans l'état moléculaire le plus favorable au déploiement de cette force, qui est une force *sui generis*, complètement indépendante de leurs propriétés physiques et chimiques. Le résultat est tel que *des corps inertes à l'état naturel, comme la silice, le lycopode, le sel marin, deviennent des médicaments puissants lorsqu'ils ont été convenablement triturés et dilués.* Arrivés à cet état de division extrême, ils sont comme perdus dans la masse du véhicule auquel on les a incorporés et l'on est réduit à en donner des quantités d'une exiguïté que l'imagination ne saurait concevoir. Ce sont ces doses qu'on connaît sous le nom de *doses infinitésimales*. Le vulgaire croit à tort que l'homœopathie consiste essentiellement et exclusivement dans l'emploi de ces doses. C'est une erreur, car la question posologique est une question de fait et non une question de principe. La dose, en effet, doit être adaptée à l'individu aussi bien que le remède et doit, par conséquent, varier suivant les sujets.

Il n'en est pas moins incontestable que, si l'activité des agents curatifs est accrue par la trituration et la dilution, nous devons nous imposer comme une règle générale de ne les employer qu'en cet état. Avec le temps, Hahnemann n'a cessé d'ajouter de nouveaux échelons à l'échelle des doses et, sur la fin de sa vie, il était arrivé à conseiller la 30ᵉ dilution comme la préférable.

Quant à nous, nous ne saurions donner de règles précises concernant le choix des doses. Celles-ci doivent être proportionnées à la sensibilité du sujet, à la nature de la maladie et à celle du médicament. Il est évident que, toutes choses égales d'ailleurs, il faut donner aux enfants des quantités plus faibles et des dilutions plus élevées qu'aux adultes ; cependant, comme dans l'enfance les mouvements d'assimilation et de désassimilation sont plus actifs, ce qui donne à leurs maladies une allure plus rapide et rend plus prompte l'élimination des remèdes, il faudra répéter ceux-ci à intervalles plus rapprochés. Dans les maladies aiguës il est bon en général de donner des dilutions moins élevées et de répéter le médicament plus souvent que dans les maladies chroniques ; il est surtout important de se servir de préparations très fraîches. Enfin, les agents curatifs présentent aussi de grandes différences au point de vue de leur activité et il serait absurde de leur assigner une dose uniforme. Ceux qui ont participé à la vie, c'est-à-dire les sucs végétaux et les produits animaux, sont ceux qui agissent avec le plus de promptitude et d'énergie; tous les poisons les plus toxiques sont des végétaux ou des venins. Mais leur action perd en profondeur ce qu'elle gagne en intensité et elle s'épuise promptement. De plus ces corps sont trop altérables pour qu'on puisse se flatter de les diluer sans modifier profondément leur état moléculaire et peut-être leur composition chimique. Il nous paraît donc plus sage de ne pas préparer de dilutions élevées de ces médicaments et de s'en tenir aux atténuations qui suffisent pour empêcher les effets perturbateurs auxquels peut exposer le pouvoir toxique de la substance. Nous ferons une exception pour le lycopode. Quant aux minéraux, comme le phosphore, le souffre, le carbonate de chaux, l'arsenic, et aux métaux, comme l'or, le mercure, ils peuvent être dilués presque indéfiniment et conservés pendant un espace de temps très long. C'est dans cette catégorie que se trouvent les corps inertes à l'état naturel. Leur action n'est pas toujours très rapide, mais elle est profonde et durable; aussi conviennent-ils aux maladies chroniques et même aux maladies désorganisatrices. En résumé, *les médicaments tirés du règne végétal et du règne animal*, c'est-à-dire ceux qui proviennent d'êtres vivants, *conviennent en général aux maladies aiguës, doivent être donnés à des dilutions basses ou moyennes (de la 1re à la 12e), répétés à intervalles rapprochés, variant de cinq minutes à six heures, suivant l'urgence; les médicaments tirés du règne minéral conviennent, à peu d'exceptions près, aux maladies chroniques, doivent être donnés de préférence à des dilutions très élevées (30e et au* *delà) et répétés à des intervalles éloignés, variant de douze heures à une semaine et plus.*

Bien entendu, l'observance des règles posologiques que nous venons de poser est subordonnée à la possibilité où l'on se trouvera de les appliquer. La préparation des médicaments homœopathiques sera souvent irréalisable dans des pays barbares, aussi engageons-nous le lecteur à donner, dans la majorité des cas, les médicaments à l'état naturel et à n'atténuer jusqu'à la 3ᵉ ou 6ᵉ trituration ou dilution, que les poisons et les corps inertes à l'état brut. A nos yeux, le choix du remède convenable est infiniment plus important que celui de la dose.

Voici ce que nous conseillons : Emporter avec soi d'Europe 1° une pharmacie dont tous les médicaments seront à la 3ᵉ trituration ou dilution ; 2° une provision aussi abondante que possible de teintures d'*arnica* et de *calendula*, de sulfate de quinine cristallisé, d'écorce de quinquina et d'amadou ; chaque article dans un flacon bouché à l'émeri et le tout soigneusement enfermé dans une caisse en bois, enveloppée elle-même d'une caisse métallique fermant hermétiquement. Avec cela on pourra faire face à toutes les éventualités. Si l'on veut employer les dilutions plus élevées que la 3ᵉ, on les préparera soi-même ; il est évident que l'eau-de-vie dont on disposera ne sera pas d'une pureté parfaite et, n'ayant pas de balance, on ne pourra se maintenir qu'approximativement dans les proportions prescrites par Hahnemann. Tant pis, mais nous ne pouvons raisonnablement conseiller à un pionnier d'alourdir son bagage d'une collection de 10 à 12 flacons de chaque médicament, c'est une chose irréalisable.

Chaque prise de médicament devra habituellement être d'une goutte dans une cuillerée d'eau environ. S'il s'agit d'une substance triturée, on donnera chaque fois la quantité de poudre qui peut tenir sur la pointe d'un couteau, c'est-à-dire environ un grain (0 gr. 05).

Il est évident qu'à des doses aussi réduites l'administration des médicaments devra être entourée de certaines précautions, pour éviter que les agents étrangers ne viennent troubler leur action. *On les donnera autant que possible lorsque l'estomac est dans l'état de vacuité, c'est-à-dire au moins une demi-heure avant ou deux heures après un repas.* L'ingestion de substances acides, le voisinage d'essences fortement odorantes, détruit les propriétés médicinales des drogues. Il en est de même du café, qui est l'antidote de la belladone, de la camomille et de la noix vomique; du camphre, qui est l'antidote de presque tous les médicaments. Il ne faut cependant pas s'exagérer l'influence du régime alimentaire sur l'efficacité des remèdes pris à dose infinitésimale, car j'ai été frappé bien des fois des effets obtenus par nos dilutions sur des sujets vivant dans la plus profonde misère et soumis à un régime alimentaire aussi insuffisant que peu hygiénique.

Enfin, il est une dernière règle très importante, sur laquelle Hahnemann insistait beaucoup et avec raison; c'est la suivante. *Il ne faut jamais donner qu'un seul médicament à la fois.* Par conséquent, le mélange de deux ou plusieurs subslances dans une seule potion est formellement interdit.

Beaucoup de médecins homœopathes administrent alternativement deux ou trois médicaments, à intervalles plus ou moins éloignés. Nous devons reconnaître qu'il existe des exemples où les médicaments employés ainsi ont une efficacité dont ils avaient été dépourvus, employés successivement. Mais nous ne possédons encore aucun point de repère qui nous permette de prévoir dans quels cas des remèdes alternés agiront mieux que donnés l'un après l'autre. La question est encore à l'étude et, pour le présent, il ne faut recourir à cette pratique que lorsqu'on a échoué autrement.

§ II. — *Isopathie et sérothérapie*.

Ces deux méthodes, qui dérivent en réalité de l'homœopathie, méritent d'être utilisées dans les maladies contagieuses. Elles fournissent de précieux agents prophylactiques et curatifs. Ainsi le vaccin, pris à l'intérieur, à la quatrième dilution, peut préserver et guérir de la variole, l'anthracine du charbon ; la loïmine (pus des bubons des pestiférés), peut préserver et guérir de la peste, la morbilline de la rougeole, l'hippozoïne ou ozénine de la morve et du lupus du nez. Les toxines de Pasteur, de Roux et de Yersin, la toxine antitétanique ont également fait leurs preuves ; nous n'hésitons pas à en conseiller l'emploi dans leurs maladies respectives (rage, diphtérie, peste, tétanos). Nous ne nous étendrons pas davantage sur ce sujet parce qu'il a été traité avec tous les développements nécessaires dans un excellent livre du Dr Collet, (*Isopathie, méthode Pasteur par voie interne, démontrant la certitude et l'unité de la science médicale*).

Aujourd'hui les nations européennes se trouvent à l'étroit dans leurs métropoles ; un courant presque irrésistible entraîne les hommes entreprenants vers les colonies et même vers les régions les moins connues de l'Afrique, de l'Asie et de l'Australie. Aussi il nous paraît plus que jamais opportun de leur faire connaître le traitement le plus efficace des maladies auxquelles ils seront le plus exposés dans ces contrées. Qu'ils soient missionnaires, marins, soldats, explorateurs, négociants ou colons, c'est à eux que nous dédions cette deuxième édition. Puisse-t-elle surtout être utile !

CHAPITRE PREMIER

FIÈVRE INTERMITTENTE

A. Forme commune.

Prophylaxie. — Nous n'insisterons pas sur les moyens hygiéniques préconisés par tous les auteurs et que tout le monde doit employer ; nous nous occuperons seulement des préservatifs médicinaux. Il y en a un qui a parfaitement réussi en Algérie, c'est l'*Eucalyptus globulus*. A Maison-Carrée, près d'Alger, M. l'abbé Charmetant a fait planter cet arbre dans la maison-mère des prêtres des missions d'Afrique et la fièvre paludéenne a disparu de cet établissement. L'eucalyptus a beaucoup moins de valeur comme agent curatif ; en tout cas il n'y a guère que la tisane des feuilles, prises à de jeunes plants, qui ait une réelle efficacité. A en juger par les pathogénésies qui se trouvent dans l'Encyclopédie d'Allen et les *Guiding symptoms* d'Hering, il doit être plus utile dans la malaria et dans la fièvre rémittente que dans la fièvre intermittente paludéenne.

Le sulfate de quinine, pris avec certaines précautions, est un bon préservatif. Voici ce qu'en dit le Dr Schweinfurth, qui a passé près de deux mois dans le Mechra, l'un des endroits les plus humides du bassin du Nil : « Assez heureux pour » échapper aux tristes effets qu'aurait dû avoir ce » séjour prolongé dans un endroit aussi malsain, » j'attribuai en grande partie cette immunité à » l'usage préventif de la quinine. Tous les jours » je prenais 8 ou 9 grains de ce médicament, » répartis en 3 doses et mis en capsule. Je recommande vivement cette méthode à tous les voyageurs; en masquant l'amertume de la drogue, » *elle met à l'abri des nausées qui augmentent la* » *prédisposition à la fièvre et qui souvent empêchent* » *de supporter le remède... Toutefois, ce moyen* » *n'ayant pas réussi à tout le monde, je présume que* » *les effets de la quinine varient suivant les tempé-* » *raments*, et il serait bon que chacun vît d'abord » quel est son degré de sensibilité à l'égard de » cet alcaloïde » (1).

Traitement. — Le médicament qui répond le mieux à la forme commune de la fièvre intermittente est sans contredit le quinquina (*China*) et surtout son alcaloïde, dont on prépare le sulfate (*Chininum sulfuricum*). Mais il s'en faut qu'il puisse guérir tous les cas. Aussi les premières questions qu'on se pose, lorsqu'on est appelé à traiter la fièvre paludéenne, sont les deux suivantes :

1° Quand doit-on donner le sulfate de quinine?

2° Quand doit-on ne pas le donner?

(1) Schweinfurth ; *Au cœur de l'Afrique*, t. I. p. 123.

1° *On doit donner le sulfate de quinine* lorsque les accès paraissent avec une périodicité régulière et que leurs 3 stades (frisson, chaleur et sueur), se succèdent dans l'ordre classique où nous venons de les énumérer; lorsque la soif précède le froid, cesse dès qu'il paraît, pour ne plus se faire sentir qu'au commencement de la sueur; lorsque l'apyrexie est troublée par une faim canine, des bâillements, des bourdonnements d'oreilles, un teint terreux et l'hypertrophie de la rate et du foie.

2° *Il ne faut pas donner le sulfate de quinine* lorsqu'il manque un des stades ou lorsque leur ordre de succession est interverti et surtout lorsque la soif ne cesse pas au moment où le froid se déclare. Suivant Chargé, *une soif vive pendant le froid et surtout pendant la chaleur est une contre-indication positive de China* (1).

Comme il est probable qu'en Afrique la fièvre paludéenne est violente, même quand elle n'est pas pernicieuse, il faut donner de fortes doses de sulfate de quinine : 1re ou 3e trituration, de 1 à 2 grammes en vingt-quatre heures. Son action étant assez lente, il faut le faire prendre le plus longtemps possible avant l'accès à venir, c'est-à-dire aussitôt que le premier est terminé. MM. les Drs Jousset et R. Hughes conseillent de donner une forte dose en une fois. La forme sous laquelle il nous paraît le mieux réussir est la poudre de la 1re ou de la 3e trituration. Si l'on a recours à la 1re, il est bon de la faire prendre dans du café

____

(1) *Thérapeutique des fièvres intermittentes*, par M. le Dr Chargé, *in Bibliothèque homœopathique*, 10e année, 1878.

pour en masquer l'amertume qui est encore sensible ; pour la 3ᵉ, cette précaution est inutile. Voici la progression des doses établies par M. Jousset pour le sel en nature :

Enfants, avant la 1ʳᵉ dentition...		0ᵍʳ10	à	0ᵍʳ	15
—	de 3 à 7 ans	0	20	0	25
—	de 7 à 10 ans............	0	30	0	40
—	de 10 à 15 ans..........	0	40	0	75
Adultes		1	00	3	00

Donner la dose en 1 fois quand elle ne dépasse pas 0ᵍʳ50. Au-dessus de cette quantité, la diviser en 2 prises à une demi-heure d'intervalle. M. Jousset conseille de faire manger le malade aussitôt après la 2ᵉ prise.

Si le sulfate de quinine était bien homœopathique à l'état du sujet, la fièvre disparaîtra sans retour. Il faut cependant se méfier des récidives, c'est pourquoi la plupart des auteurs conseillent de ne pas renoncer trop tôt à l'emploi du sel quinique. « Quand le type est tierce, dit M. Jousset, » la récidive a une tendance à se manifester à la » fin de la 2ᵉ semaine ; et à la fin de la 3ᵉ quand » le type est quarte. C'est donc vers le 12ᵉ jour » dans le 1ᵉʳ cas et vers le 18ᵉ dans le 2ᵉ qu'il » faudra administrer 75 centigr. de sulfate de quinine à un adulte ; on répètera cette administra- » tion jusqu'à ce que 3 mois se soient écoulés sans » accès. » Ajoutons que les récidives sont inévitables si l'on ne change pas de localité.

Si le sulfate de quinine n'était pas parfaitement homœopathique, il coupe les accès, et c'est déjà beaucoup dans les cas graves, mais il ne coupe pas la maladie, qui ne tarde pas à reparaître sous une autre forme. Le remède aura agi comme agent perturbateur, non comme agent curatif. Les paroxysmes reviendront, mais le plus souvent ils auront été dénaturés. Leur type sera changé, le nombre des stades sera incomplet, leur succession intervertie, les symptômes prédominants ne seront plus les mêmes. En pareil cas, il faut renoncer au sulfate de quinine. Si l'on insistait sur son emploi, on ajouterait aux accidents inhérents à la fièvre les effets pathogénétiques de la quinine et l'on rendrait plus prompte et plus dangereuse la cachexie paludéenne. Il faudra donc chercher un autre médicament en tenant compte de l'ensemble des symptômes.

C'est l'*Arsenic*, 3ᵉ trituration, 0ᵍʳ50 dans un verre d'eau, de 4 à 8 cuillerées par jour, suivant les circonstances, qui sera le plus souvent indiqué, et cela pour deux raisons :

1° Parce qu'il répond à peu près aux mêmes symptômes que la quinine ; 2° parce qu'il peut agir comme antidote de cette dernière et remédier à ses mauvais effets, si l'on en a fait abus.

La fièvre intermittente endémique des pays chauds est caractérisée par la prédominance des accidents bilieux, la tendance aux hémorragies et l'adynamie. L'arsenic, dont nous venons de parler, correspond bien à cet ensemble et peut convenir aux formes les plus graves de la fièvre paludéenne, caractérisées par une période d'apyrexie qui n'est pas franche et pendant laquelle existe un sentiment de malaise, de froid interne avec chaleur extérieure. Accès de longue durée, avec prostration, soif ardente, chaleur brûlante, tendance aux enflures et aux hémorragies, diarrhée, symptômes cholériformes, délire.

En seconde ligne vient le *Gelsemium sempervirens*, que nos confrères de l'Inde et des états méridionaux de l'Amérique Septentrionale s'accordent à considérer comme le principal médicament des fièvres d'origine malarienne. Autant l'aconit, disent-ils, a de puissance contre la fièvre symptomatique des inflammations viscérales, autant le *Gelsemium* est efficace contre la fièvre de malaria. La forme qui réclame son emploi est celle dans laquelle prédominent les symptômes nerveux et manquent les complications viscérales ; le frisson est intense et il y a peu de sueurs.

Eupatorium perfoliatum (dont le nom populaire aux États-Unis est *ague weed*, herbe à la fièvre intermittente) doit être choisi lorsque le *frisson* est précédé de soif et *suivi de vomissement*. Frisson intense un matin, léger le lendemain vers midi (l'heure d'apparition des accès n'est donc pas régulière). Congestion de la veine porte, sensibilité de la région du foie, urine couleur acajou, vomissements bilieux et alimentaires, avec selles vertes, aqueuses et soif ; tous ces symptômes indiquent que l'eupatoire convient spécialement à la fièvre dans laquelle le foie est intéressé. Violent mal de tête pendant l'accès et douleur intolérable dans le dos et les jambes, comme si les os étaient brisés. L'accès commence ordinairement de 7 à 9 heures du matin.

Voici encore trois médicaments très importants : la noix vomique, le soufre, et le cédron.

Nux vomica donne beaucoup d'accidents qui reviennent périodiquement. Elle peut agir comme antidote du sulfate de quinine. Ses indications sont les suivantes : Alternatives de frisson et de chaleur, irascibilité, teinte ictérique de la peau, gastralgie, vomissements, constipation ou selles bilieuses, accumulation de flatuosités avec soulagement quand elles se sont échappées par le haut ou par le bas, spasmes musculaires, tressaillements des membres, surtout si on les touche, tendance à la paralysie des membres inférieurs.

Sulfur est considéré par le Dr T. Cooper, de Londres, comme un spécifique de la fièvre paludéenne. Notre confrère emploie la teinture et, dans un mémoire qu'il a publié sur ce sujet, il cite des essais heureux qui ont été faits par un officier de l'armée des Indes. Nous avons vu le soufre réussir chez un vieux Napolitain, qui avait eu la fièvre dans son enfance et qui était sujet à d'assez fréquentes récidives. Nous le recommandons principalement chez les herpétiques dont la dermatose aura disparu à l'apparition de la fièvre et plus encore si c'est par la répercussion de l'éruption que celle-ci a été provoquée. Prédominance du froid, qui est accompagné de délire, sueur d'odeur aigre survenant le matin.

Cedron. — Accès l'après-midi, revenant à heure fixe avec la régularité d'une horloge. Frisson intense avec crampes et tiraillements dans les membres.

Les médicaments qui précèdent sont de beaucoup les plus importants; cependant il pourra se présenter des cas dans lesquels les suivants, surtout les venins de serpent et les araignées, seront préférables.

Elaps corallinus. — Accès incomplet, commençant à midi par un frisson, sans soif et se terminant par de la chaleur sèche, l'après-midi ; pas de sueur.

Lachesis répond à peu près aux mêmes indications que l'arsenic : violents maux de tête, délire loquace, soif ardente pendant la chaleur. Teinte ictérique de la peau, symptômes hépatiques, hémorragies, gangrènes, chute rapide des forces.

Aranea diadema. — Accès incomplets : Frisson tous les jours à la même heure, plus fort tous les deux jours ; il n'est suivi ni de chaleur ni de sueur. Hémoptysie. Symptômes gastriques soulagés par la fumée de tabac ou le grand air. Aggravation par les temps humides et après avoir été dans l'eau. *C'est donc un médicament à donner contre la fièvre qui se déclarera à la fin de la saison des pluies et du débordement des cours d'eau.*

Tarentula. — Accès quotidiens qui viennent le soir ; douleur au foie et au cœur pendant le froid, soif et céphalalgie excessives pendant la chaleur ; alternatives de froid et de chaud ; symptômes nerveux divers.

Aconit (à la dose de 20 à 40 gouttes de teinture-mère). — Fièvre quarte et symptômes algides, accidents cholériformes.

Calcarea carb. — Accès peu intenses, dans lesquels la chaleur précède le frisson : sueur abondante, sueurs partielles et surtout *sueur de la tête,* le reste du corps étant sec.

Capsicum. — Accumulation de glaires dans la bouche et l'estomac, diarrhée avec selles muqueuses et brûlantes, accès incomplets auxquels manque le stade de chaleur.

Ipeca. — Formes légères, avec symptômes gastriques et thoraciques : perte totale de l'appétit, même pendant l'apyrexie, vomissements, diarrhée, étouffement, fièvre qui s'est déclarée à la suite d'un écart de régime. Frisson exaspéré par la chaleur extérieure, teint bilieux, gonflement de la rate.

Veratrum. — Prédominance du froid sur tous les autres symptômes, sueur froide, peau froide et cyanosée, diarrhée, selles liquides et blanches comme dans le choléra, soif, faiblesse du pouls, crampes, aspect cadavérique du visage.

On peut ajouter à cette liste quelques autres médicaments plus rarement indiqués, à savoir :

Ignatia. — La fièvre qui réclame ce médicament est caractérisée par un froid qui cède à l'influence de la chaleur extérieure, par la soif pendant le froid et l'adipsie pendant la chaleur. Chaleur extérieure sans chaleur interne, alternatives de gaieté et de tristesse, soupirs involontaires, sentiment de vide à l'estomac comme si l'on était à jeun depuis longtemps, vomissements.

Aesculus hippocastanum (marronnier d'Inde). — Sujets hémorrhoïdaires et très constipés. Accès présentant les trois stades classiques, avec afflux de salive à la bouche, brûlure et constriction à la gorge, besoin continuel d'avaler.

Cactus grandiflorus. — Accès commençant toujours à onze heures du matin ou onze heures du soir. Douleur au cœur, comme s'il était serré dans un étau. Affection organique du cœur.

Chamomilla. — Accès quotidiens, devançant chaque jour de deux heures. Une joue rouge et l'autre pâle. Agitation, irascibilité. Goût amer, vomissements amers, diarrhée verte.

Lycopodium. — Symptômes analogues à ceux de *Nux vomica*, mais l'accès paraît régulièrement à quatre heures après midi.

Mercurius solubilis. — Fièvre tierce, anticipant chaque fois de deux heures. Sueur profuse, fétide, débilitante. Fétidité extrême de l'haleine pendant tout l'accès.

Plumbum. — Fièvre quotidienne ou double tierce. Prédominance du froid, même pendant la sueur. Constipation. Région splénique douloureuse au toucher.

Petroselinum. — Le persil convient aux fièvres quotidiennes, franches, régulières dans l'évolution de leurs accès, dont les trois stades se succèdent invariablement. En même temps légère surexcitation cérébrale, rappelant celle que donne le café ; enfin, *besoins continuels d'uriner, l'émission de l'urine cause une sensation douloureuse de brûlure.*

B. Forme anomale.

Trop souvent la fièvre résiste au traitement, qui n'a eu d'autre effet que de conjurer les accidents graves et de changer le type des accès. Alors la périodicité n'est plus régulière et les accès sont troublés dans la succession de leurs stades. Quelquefois la fièvre paludéenne présente dès le début ces irrégularités, c'est la *forme anomale d'emblée.*

Nous avons déjà vu qu'*Aranea* et *Calcarea carb*. répondaient à quelques-unes de ces anomalies. Voici, pour en compléter le traitement, quelques indications :

Brucea antidysenterica. — Frisson avec aversion pour l'air frais, surtout pendant le repos ; sueur en marchant ; pas de chaleur. Somnolence avec rêves effrayants ; humeur sombre, mélancolique.

Carbo vegetabilis. — La sueur précède le frisson ou la fièvre consiste uniquement en des accès fréquents de chaleur passagère. Le malade rêve qu'une personne amie vient s'asseoir auprès de lui pour causer.

Natrum muriaticum. — Cas opiniâtres, ayant résisté au sulfate de quinine. Froid avec cyanose et troubles de la vision, soulagé par les applications chaudes. Chaleur de peu de durée. Sueur suivie d'assoupissement. On trouve tous les aliments amers, à l'exception du pain. Constipation. Herpès labial. Petites ulcérations aux commissures des lèvres. Amaigrissement malgré la nourriture ; atrophie des muscles de la nuque.

Asarum europæum. — Prédominance du froid, chaleur sans soif et absence de sueur. Vomissements violents, évacuations abondantes. Affaiblissement intellectuel, impossibilité de s'appliquer à un travail sans avoir des maux de tête et des vomissements.

C. **Forme pernicieuse**.

Comme le 2ᵉ, quelquefois même le 1ᵉʳ accès peut entraîner la mort, il faut avant tout couper la fièvre. Le moyen le plus sûr est encore le sulfate de quinine, à dose massive. Si donc les symptômes du premier accès ont une gravité inquiétante, à plus forte raison si les accès sont subintrants (le suivant se déclarant avant que le

premier soit terminé), il faut donner immédiatement le sel quinique, sans attendre l'apyrexie. La
préparation que nous recommandons est celle
désignée par Espanet (1) sous le nom de *Sulfate
de quinine mixte*, mélange à parties égales de sulfate de quinine et de sucre de lait, triturés pendant
une demi-heure. Le faire prendre par doses de
$0^{gr},50$, au moins, à une demi-heure d'intervalle.
Il ne faut jamais donner moins de $1^{gr},50$ et l'on
peut aller jusqu'à 3 et 4 gr. du mélange. « Le sul
» fate de quinine, dit M. Jousset, doit être donné
» 3 jours de suite, à la dose de 1 gr. au moins,
» quand la fièvre est coupée ou que les accès sont
» fortement diminués, parce qu'il y a une grande
» tendance aux récidives les premiers jours ; le
» malade sera ensuite surveillé exactement pen
» dant 15 jours ou 3 semaines ; après quoi les
» récidives ne sont plus à craindre. »

Si les vomissements rendent impossible l'absorption par la voie stomacale, il ne faut pas hésiter
à recourir aux injections sous-cutanées ; la formule
de Bourdon et Dodeuil et celle de Dardenne sont
excellentes (2).

Si la fièvre est rémittente et pseudo-continue,
il est inutile de s'attarder au sulfate de quinine.
Donnez immédiatement l'*arsenic*, surtout pendant
les périodes de rémission, de 2 heures en 2 heures,
d'heure en heure et même plus souvent dans les
cas d'une gravité exceptionnelle.

---

(1) *La Pratique de l'homœopathie simplifiée*. p. 32. — On consultera aussi avec fruit la *Clinique médicale de Staouéli*, du même auteur.

(2) V. Lacaze et Nicolas, *loc. cit.*, p. 48 et 49.

Si, malgré l'emploi du sulfate de quinine, le 2ᵉ accès n'a pas perdu de sa gravité, il faut choisir un autre médicament, en se basant sur le caractère prédominant de la fièvre et sur l'une des formes que nous allons passer en revue et qui ont fait donner des noms si variés aux fièvres des pays chauds. Nous croyons cependant qu'il est sage de ne pas renoncer complètement à la quinine, et la fièvre paludéenne est une des maladies où l'on serait le plus autorisé à essayer la valeur des médicaments alternés. On ferait bien de donner, par exemple, le sulfate de quinine pendant l'apyrexie et le médicament choisi d'après les symptômes pendant l'accès ; ou bien encore donner d'emblée les deux alternativement, pendant et entre les accès.

Voici maintenant les indications sommaires que nous proposons :

a. FORME APOPLECTIQUE. — *Arnica* (si le pouls est plein, dur, avec paralysie d'un côté, perte de connaissance et extravasation du sang sous les conjonctives ou sous la peau). *Belladonna* (si la face est rouge, congestionnée, pupilles dilatées, rétention ou incontinence d'urine). *Opium* (sommeil apoplectique avec respiration râlante, stertoreuse, pupilles rétrécies). *Agaricus* (accidents apoplectiques, compliqués d'aphasie).

b. FORME COMATEUSE, SOPOREUSE, CAROTIQUE. — *Opium* : symptômes énumérés ci-dessus et constipation. *Stramonium* : sommeil comateux pendant lequel le malade a des soubresauts convulsifs des membres.

c. FORME ATAXIQUE. — *Belladonna, Hyoscyamus,*

Stramonium, lorsque les symptômes cérébraux prédominent ; *Nux vomica*, *Phosphorus*, lorsque c'est la moelle épinière qui est atteinte et qu'il y a de la paralysie des membres inférieurs. *Nux vom.* est plus particulièrement indiqué lorsqu'il y a constipation et flatuosités (paralysie du rectum et des intestins). *Phosphor.* lorsqu'il y a diarrhée et étouffements.

d. FORME DÉLIRANTE. — *Belladonna* : délire furieux, hallucinations, frayeur, besoin de fuir ou de se cacher, de battre, d'injurier. *Hyoscyamus* : délire extravagant, danses, chants, actes obscènes, méchanceté ou bien somnolence avec carphologie. *Stramonium* : alternatives de gaieté et de tristesse — *Nux moschata* : type double-tierce. Sueur peu abondante, rouge comme du sang ; somnolence accompagnant le délire. Le frisson vient le soir. — *Cannabis indica* (haschich) : délire. Exagération de toutes les perceptions et conceptions, tendance à la catalepsie. Ce médicament convient surtout aux sujets adonnés à l'ivrognerie, vice qui n'est certes pas rare chez les nègres.

Aconitum : idées fixes et crainte de la mort. — *Pulsatilla* : tristesse et propension à pleurer. — *Ignatia* : soupirs involontaires, désir de la solitude, mobilité d'humeur, versatilité.

e. FORME CONVULSIVE. — Les convulsions peuvent se présenter sous l'apparence du tétanos, de l'épilepsie et de l'éclampsie (convulsions ordinaires, avec mouvements spasmodiques étendus).

Tétanos. — A la forme tétanique répondent *Angustura* (frisson toutes les après-midi, à

3 heures). — *Nux vomica* (si les spasmes sont provoqués par l'attouchement). — *Ignatia* (convulsions tétaniques avec besoin de bâiller).

Epilepsie. — A la forme épileptique répondent : *Nux vomica, Hyoscyamus, Absinthium* (à donner aux ivrognes et aux alcooliques), *Plumbum* (aux personnes très pâles, sujettes à des constipations opiniâtres et à de violentes douleurs abdominales, surtout si elles ont en même temps une faiblesse paralytique des avant-bras), *Rana bufo* (qui est un des principaux médicaments de la véritable épilepsie, dont il produit chez l'homme sain l'accès typique avec écume à la bouche, morsure de la langue, rétraction des pouces dans la paume des mains, perte absolue de la connaissance et du sentiment. Il produit aussi une fièvre périodique, à intermittence quarte, avec prédominance de la sueur, qui est froide et visqueuse et inonde surtout la face. C'est donc un des premiers médicaments à prescrire dans la forme qui nous occupe).

Eclampsie. — A la forme éclamptique répondent : *Belladonna*, qui convient à toutes les sortes de spasmes, surtout à ceux du pharynx, du larynx et des membres. — *Dolichos pruriens* : spasmes cloniques des extrémités, avec perte de connaissance, immobilité des yeux et des paupières, qui restent ouvertes. — *Tarentula* : spasmes choréiques, que l'audition de la musique fait cesser.

f. FORME SYNCOPALE. — Cette forme, la plus grave peut-être, parce qu'elle peut donner une mort subite, est celle qui réclame le plus impérieusement le *Sulfate de quinine*. Quand le danger sera conjuré, on pourra choisir entre *Carbo veget.*, *Lachesis*, *Arsenicum* et *Aconit*. TM.

g. FORME CARDIALGIQUE. — Cette forme est caractérisée par une douleur atroce au cardia, avec ou sans vomissement ; la violence de la douleur entraîne promptement la syncope. Lorsque les vomissements accompagnent la cardialgie le seul médicament à donner est *Veratrum viride*. Dans les autres cas, il faut songer à *Chamomilla* et *Belladonna*.

h. FORME CHOLÉRIQUE. — *Jatropha curcas* : Vomissement abondant de matière aqueuse, albumineuse. Diarrhée aqueuse, avec contraction spasmodique et douloureuse des intestins, brûlure à l'estomac, crampes dans les mollets et les bras, froid de tout le corps, frisson et sueur visqueuse. *Camphora* : chute des forces et refroidissement très prononcés avec peu d'évacuations alvines. *Cuprum :* les crampes prédominent. *Veratrum :* Selles blanches, riziformes. *Arsenic :* Pouls complètement supprimé ; aux accidents cholériques s'ajoute une sensation de brûlure intérieure.

i. FORME DYSENTÉRIQUE. — *Corrosivus*, dans presque tous les cas. *Ipeca* lorsqu'aux symptômes dysentériques s'ajoutent des troubles gastriques et des vomissements.

Le *Sulfate de quinine* convient très bien à la forme dysentérique et peut être donné soit seul, soit concurremment avec *corrosivus*.

j. FORME BILIEUSE, ICTÉRIQUE. — *Nux vomica :* vomissements bilieux, constipation, aggravation le matin. *Phosphorus :* ictère, diarrhée, douleur dans la région hépatique ; le phosphore répond à la dégénérescence graisseuse du foie et MM. Lacaze et Nicolas font remarquer que la fièvre paludéenne favorise la dégénéreseence graisseuse des organes. Ce médicament est donc très important. *Lachesis* et *Elaps* ont une action très analogue à celle du phosphore ; il ne faudra pas négliger d'en tirer parti.

k. Forme hémorragique. — L'hémorragie prend différents noms suivant la voie par laquelle le sang sort de notre organisme : épistaxis (saignement de nez), hémoptysie (crachement de sang), hématémèse (vomissement de sang), hématurie (pissement de sang), purpura (hémorragie souscutanée), etc.

Ici le *Sulfate de quinine* conserve le premier rang, car il produit des hémorragies par tous les orifices naturels. Les venins des serpents, l'arsenic et le phosphore ont aussi la même propriété.

Dans l'hémoptysie il faut donner *Elaps* si le sang est noir, *Belladonna, Eucalyptus, Phosphore, Ipeca*, si le crachement de sang est accompagné de frissons et de nausées.

Dans l'hématémèse : *Aloès*, si le malade est hémorrhoïdaire et sujet aux congestions du rectum ; *Arsenicum* s'il y a en même temps douleur de brûlure à l'estomac ; *Ipeca*.

Dans l'hématurie : *Cantharis* s'il y a des envies fréquentes, douloureuses et inutiles d'uriner. *Capiscum* répond aux mêmes indications, surtout s'il vient des mucosités avec l'urine. *Terebenthina* est indiqué si l'hématurie n'est pas douloureuse.

Il ne faut pas non plus oublier les venins de serpents lorsque le foie est intéressé.

L'hématurie est un accident fréquent dans les pays chauds, indépendamment de toute influence paludéenne ; il faut donc avoir bien présents à l'esprit les médicaments que nous venons d'énumérer.

Hémorragie intestinale : *Sulfate de quinine*, *Arsenicum*, *Phosphorus* (lorsque le sang est noir).

Purpura : *Arnica*, *Arsenicum*, *Lachesis*, *Nux moschata* (donne une sueur rouge comme du sang).

Les femmes peuvent présenter, dans le cours de la fièvre paludéenne, des hémorragies spéciales à leur sexe et qui sont également justiciables du sulfate de quinine. S'il ne suffit pas, *Calcarea carb.*, *Crocus* et *Sabina* y remédieront.

l. FORME PNEUMONIQUE, PLEURÉTIQUE. — Nous n'insisterons pas sur ces deux formes, qui se rencontrent plutôt dans nos climats et auxquelles il faut opposer les remèdes des maladies qu'elles simulent : à la pneumonie, le *Phosphore*, à la pleurésie, le *Sulfate de quinine*, *Apis* (venin de l'abeille) *Cantharis* et *Sulfur*.

Toutes les formes que nous venons de passer en revue sont caractérisées par des complications ajoutées aux accidents typiques de la fièvre paludéenne (*febris comitata* des auteurs anciens). Les deux suivantes sont caractérisées par l'exagération de l'un des phénomènes fébriles.

m. FORME ALGIDE, caractérisée par l'exagération du froid. L'abaissement de température commence après un ou plus plusieurs accès ordinaires et

augmente progressivement jusqu'à la mort, qui
est la terminaison habituelle de cette forme.
Outre le refroidissement, qui est continu même
pendant l'apyrexie, on constate la faiblesse et la
rareté du pouls, l'aphonie, l'aspect cadavérique
de la face et l'anesthésie du malade ; celui-ci conserve toute sa lucidité d'esprit, mais étant déjà
trop faible pour souffrir, il éprouve avec satis-
faction une sensation trompeuse de bien-être
contre laquelle on ne saurait trop se tenir en
garde.

Les médicaments de la forme algide sont ceux
du choléra : *Carbo vegetabilis* surtout donne trait
pour trait le tableau pathologique que nous
venons d'esquisser. En seconde ligne vient le
Camphre, ensuite le *Veratrum*.

Dans une forme aussi meurtrière et caractérisée par le défaut de réaction vitale, nous n'hésitons pas à recommander les ressources auxi-
liaires de l'hydrothérapie. Promener sur la surface
du corps une éponge imbibée d'eau glaciale, puis
pratiquer sur le dos et les membres une vigoureuse
friction avec la main enveloppée d'une étoffe
rude et grossière, sinon d'une brosse ; tel est le
procédé qui nous semble le mieux répondre à
l'indication présente et être applicable dans les
endroits du globe les plus déshérités. On pourrait,
sur les confins du Sahara, recourir à un procédé
inverse, qui causerait peut-être une perturbation
salutaire ; il consisterait à enterrer le malade
dans le sable brûlant pendant une heure ou deux ;
on aurait soin, bien entendu, de protéger la
tête contre les rayons du soleil. Il faut se méfier

de la réaction, qui dépasse quelquefois les limites d'une crise salutaire et peut être aussi dangereuse que l'algidité. Il faut alors condamner le malade à un repos absolu et lui donner de la *Belladone*.

n. FORME DIAPHORÉTIQUE. — La pilocarpine (*Jaborandi*) est certainement le médicament qui provoque le plus de sueurs chez l'homme sain ; il faut donc le donner dans cette forme. Songer aussi à *Sambucus*, à *Taraxacum* (sueur nocturne, abondante). Enfin l'acide phénique (*Acid. Carbolicum*) et *Mercurius solubilis* peuvent rendre des services.

D. Forme larvée.

Les indications que nous venons de donner dans le chapitre précédent peuvent s'appliquer au traitement de la fièvre larvée, qui n'est autre chose que l'apparition périodique d'un symptôme plus ou moins grave en l'absense de toute fièvre. Ces accidents consistent principalement en névralgies et spasmes divers.

a. NÉVRALGIE. — Aux névralgies conviennent *Belladone, Arsenic, Coffea, Nux vomica*.

Névralgie de la tête ou de la face : *Belladonna Coffea* (douleur perforante comme si on plantait un clou dans la région douloureuse), *Mezereum* (fourmillement et tressaillement de la région douloureuse), *Sulfur* (névralgie faciale du côté droit avec irradiation dans presque toutes les branches du nerf trijumeau.

Névralgie intercostale à droite : *Bryonia* (douleur aggravée par les mouvements respiratoires), *Borax* (douleur soulagée par la pression sur le point douloureux) ; à gauche : *Pulsatilla, Ranunculus bulbosus.*

Gastralgie : *Nux vomica, Belladonna, Arsenicum, Bismuthum* (soulagement en se cambrant en arrière).

Sciatique : *Colocynthis, veratrum.*

b. SPASMES. — *Belladonna* (spasmes du pharynx et du larynx).

Cuprum (spasme respiratoire, asthme, avec sensation comme si la poitrine était serrée par un lien).

Moschus (asthme, avec besoin de faire de profondes aspirations).

Il serait intéressant d'observer si l'*angine de poitrine* se présente quelquefois comme manifestation d'une fièvre intermittente pernicieuse ou larvée. Nous ne voyons pas de raisons pour qu'il n'en soit pas ainsi, quoiqu'aucun auteur, à notre connaissance, n'ait cité de cas conformes à notre hypothèse. Si cet accident se présentait, il faudrait donner *Spigelia*, puis *Actaea racemosa* ou bien *Tabacum* si l'on n'a pas affaire à un fumeur invétéré.

On peut observer aussi des *toux*, des *insomnies*, des *hoquets* symptomatiques de la fièvre larvée. *Belladonna* répond à ces trois accidents. Pour l'insomnie il faut songer à *Coffea*, pour le hoquet à *Cicuta virosa.*

E. Cachexie paludéenne.

Deux médicaments répondent essentiellement à la cachexie paludéenne. Ce sont l'*Arsenic* dont les indications ont déjà été données ci-dessus, et :

Fe rum, qui convient au degré le plus accentué de la cachexie, à l'anémie avec décoloration des muqueuses, peau cireuse ; état frileux constant ; pouls faible, mou et agité ; hypertrophie du foie et de la rate, œdème des extrémités.

Ces deux médicaments se complètent très bien l'un l'autre et Ozanam assure s'être bien trouvé de les avoir fait prendre alternativement. « Ils possèdent, dit-il, une vertu reconstituante » que j'ai expérimentée sur moi-même. Cepen- » dant *Ferrum* seul, à dose infinitésimale, a peu » d'action. Il en est de même de l'*Arsenic* ; mais, » donnés ensemble, ils ont plus d'action que le » *Fer* à fortes doses (1). »

La chloro-anémie constitue l'un des traits essentiels de la cachexie paludéenne. On la reconnaît, chez le nègre, moins à la nuance de la peau qu'à la décoloration des muqueuses de la bouche et des paupières. Mais il ne faut pas oublier que, dans le continent africain, tout conspire à engendrer l'anémie ; que, par conséquent, il s'en faut que celle-ci soit toujours un signe de cachexie paludéenne. Elle est tout aussi souvent un indice de la présence de vers intestinaux ou autres.

Lors donc qu'on voit un sujet anémique, il faut avant tout remonter à la cause de son état et instituer le traitement en conséquence : donner soit le fer et l'arsenic, soit des vermifuges, ou apporter au régime alimentaire les améliorations réclamées par l'état du malade et permises par la saison et les ressources de la localité.

(1) *Bulletin de la société médicale homœopatique de France*, t. XXIV, p. 642.

Le signe pathognomonique de la cachexie paludéenne est l'hypertrophie de la rate. Après le fer,
dont nous venons de parler et qui produit cette
lésion, le médicament qui sera le plus souvent
indiqué en pareil cas est *Ceanothus americanus*,
surtout si la splénite l'emporte sur l'anémie. Ce
médicament enflamme la rate, parfois d'une
façon assez intense, et provoque des douleurs
plus ou moins vives dans l'hypochondre gauche.

CHAPITRE II

FIÈVRE RÉMITTENTE

A en juger par les descriptions des auteurs, la
fièvre rémittente ne diffère des précédentes que
par l'absence d'apyrexie complète. Il est probable
aussi qu'elle ne présente pas exactement la succession des trois stades, froid, chaleur et sueur.
Elle est remarquable, suivant Aitkin, par la force
et la fréquence de l'action artérielle pendant
l'accès. Elle a donc beaucoup de ressemblance
avec la fièvre synoque, la fièvre typhoïde et surtout la fièvre jaune.

Dans les cas où l'activité circulatoire est aussi
prononcée que le dit Aitkin, on peut essayer
Aconit, mais il ne faut pas insister sur son
emploi, car ce médicament est, d'ordinaire, impuissant contre les fièvres d'origine malarienne.

A notre avis, *Gelsemium* et *Belladonna* sont
bien préférables. Dans la forme typhoïde, il ne
faut pas hésiter à donner l'*Arsenic*. Dans la forme
bilieuse, qui diffère si peu de la fièvre jaune que
bien des auteurs la confondent avec elle, aucun

médicament ne surpasse les venins de serpents : *Crotalus* et *Naja*.

Crotalus répond aux formes les plus graves, caractérisées par les symptômes suivants : grande dépression, haleine putride avec enflure de la face, ictère, hémorragies par toutes les voies, même par la peau.

Naja a été employé avec succès par le Dr Tuthill Massy (de Brighton) contre la fièvre rémittente des Indes, appelée fièvre des jongles, et qui, dans nos climats, dégénère en fièvre intermittente.

N'oublions pas le *Sulfate de quinine*, avec lequel nos confrères allopathes ont raison de cette fièvre. Ils font en ce cas de l'homœopathie inconsciente, car le quinquina produit sur l'homme sain la plupart des accidents de la fièvre rémittente à forme typhoïde et d'intensité moyenne.

DEUXIÈME PARTIE.
MALADIES GÉNÉRALES.

CHAPITRE PREMIER.
FIÈVRE JAUNE.

L'évolution de cette fièvre se divise généralement en deux périodes. Beaucoup d'auteurs en admettent trois. La première débute par une céphalalgie intense, avec frissons, douleur de reins et douleur à l'épigastre, qui est sensible à la pression. En même temps la face est rouge, la langue sèche, d'un gris foncé, les yeux injectés, brillants, larmoyants. Soif, nausées, vomissements qui n'ont d'abord rien de caractéristique ; selles rares avec abdomen souple et indolent ; urine rougeâtre, non albumineuse ; insomnie, anxiété, pouls peu fréquent. Dans la seconde période les douleurs diminuent et les symptômes caractéristiques de la maladie apparaissent : ictère plus ou moins prononcé, vomissements et selles brunes ou noires ; hémorragies sous-cutanées et sous-muqueuses, même sous-conjonctivales, pouls petit et dépressible, refroidissement progressif, parfois suppression des urines. La mort survient quelquefois inopinément pendant une période d'amélioration trompeuse. La marche de la maladie est souvent intermittente ou rémittente ; dans un grand nombre de cas l'invasion de la maladie est subite : le malade ressent tout à coup une douleur aiguë dans les reins, d'où le nom de *coup de barre* qui a été donné à ce mode de début. Les symptômes prédominants varient beaucoup suivant les épidémies, ce qui entraîne des variations correspondantes dans les indications thérapeutiques.

Voici les médicaments qui ont donné les meilleurs résultats :

1re *période.*

Aconit n'est utile qu'au début. Quoiqu'il convienne aux fièvres inflammatoires et non aux fièvres infectieuses, il peut faire du bien en provoquant une sueur abondante. Dans les cas légers ce médicament, suivi de *China* (pour remédier à la faiblesse consécutive) peut amener la guérison.

Camphora si le froid prédomine.

Belladonna si au contraire la face est très congestionnée, s'il y a beaucoup de mal de tête, d'agitation et de délire.

Les nausées et les vomissements indiquent *Ipeca* ou *Tartarus emeticus*.

Dans la seconde période *Arsenic* et *Crotalus* sont les médicaments fondamentaux

Le premier convient à l'aspect de la face, à la douleur brûlante à l'estomac, aux crampes, aux vomissements et selles noirâtres, à la prostration ; le second répond à l'ictère et aux hémorragies par toutes les voies. Quelques auteurs, entre autres, le Dr Carreira, de Rio de Janeiro, vantent beaucoup l'*ergotine*, 5e trit., dans les mêmes circonstances que celles qui indiquent *Crotalus*.

S'il y a suppression des urines (symptôme fort grave) il faut donner *Cantharis*. S'il y a insomnie, *Coffea* ; délire, *Hyoscyamus* et *Stramonium*.

Veratrum est utile après l'arsenic, lorsque les accidents cholériformes (froid, sueur froide, crampes) sont prédominants. *Rhus* suivi d'*Arsenic* si la maladie se manifeste sous la forme typhoïde. Enfin *Carbo veget.* peut sauver quelques malades dans les cas désespérés en apparence, lorsqu'il y a facies hippocratique, extrémités et haleine froides, pouls imperceptible, yeux fixes, à demi ouverts. Une ou plusieurs doses peuvent produire une réaction salutaire et préparer l'action des autres remèdes.

China et *Acid. phosphoricum* sont les médicaments de la convalescence.

En résumé voici les médicaments qui sont le plus souvent indiqués : Mouvement fébrile initial: *Aconit* et *Bellad.* donnés successivement ou alternés.

Période d'état : *Ipeca, Tart. emet, Arsenic.*

Formes graves : *Arsenic, Crotalus, Carbo veget.*

Convalescence : *China, Acid. phosphoric.*

Ces médicaments doivent être donnés à fortes doses, depuis l'état naturel jusqu'à la 6° dilution; en général il fant s'en tenir aux 3 premières triturations ou dilutions, V gouttes ou 0^{gr},05 dans un demi-verre d'eau, 1 cuillerée tous les quarts d'heure ou toutes les demi-heures au début; ensuite on espacera davantage les cuillerées suivant les circonstances.

Certaines précautions hygiéniques sont indispensables : il faut, dès le début, mettre le malade au lit, le couvrir chaudement et lui recommander l'immobilité. S'il dort, il ne faut le réveiller sous aucun prétexte, pas même pour lui faire prendre du médicament. On peut lui donner de temps en temps un peu de boisson (orangeade, vin de Champagne, grog) pour étancher sa soif et soutenir ses forces, mais il faut le tenir à la diète absolue pendant les 4 premiers jours. Ensuite il prendra toutes les heures une cuillerée à café d'eau panée, d'eau d'orge ou de gruau; on augmentera la quantité à mesure que les forces reviendront et, le 5° ou 6° jour, on pourra permettre le bouillon de poulet ou de bœuf, 1 cuillerée à bouche toutes les 2 heures. Il faut redouter les rechutes, qui surviennent très facilement (1)

(1) Les conseils qui précèdent sont empruntés au Manuel de Brückner, que M. Nery de Vasconcellos (de Porto) a eu l'extrême obli-

CHAPITRE II

Peste.

La peste est une fièvre putride, adynamique, caractérisée par la formation de bubons qui suppurent ou se gangrènent.

Sa marche est quelquefois d'une rapidité foudroyante et l'on peut y succomber en moins de vingt-quatre heures. Elle présente dans son évolution deux périodes bien distinctes : 1° période d'*éréthisme*, 2° période de *collapsus*.

Dans la première le malade a une fièvre plus ou moins intense, qui débute par de la faiblesse, des frissons, de l'anxiété avec crainte de la mort ; puis la température s'élève, le malade devient agité, délirant, furieux, a un regard menaçant, qui caractérise cette période ; il a en même temps des vomissements bilieux.

La seconde période est annoncée par l'apparition de pétéchies sur l'abdomen et de taches de purpura sur les membres, phénomènes qui ne tardent pas à être accompagnés de prostration et d'un cortège de symptômes que nous pouvons résumer en un mot : état typhoïde. La peste, en effet, présente la réunion des symptômes des fièvres les plus meurtrières : les pétéchies du typhus, les hémorragies et les vomissements noirs de la fièvre jaune. Elle possède de plus un

geance de nous communiquer. Nous avons aussi consulté avec avantage les intructions rédigées il y a une quinzaine d'années par un médecin homœopathe de la Nouvelle-Orléans, le Dr Belden.

produit morbide qui n'appartient qu'à elle, c'est le *bubon*, en d'autres termes, la suppuration et la mortification des ganglions lymphatiques. Ceux de l'aisselle et de l'aine sont les premiers et quelquefois les seuls atteints. Lorsque la maladie doit avoir une terminaison funeste, la prostration augmente d'instant en instant, le malade a des syncopes et finit par mourir dans le coma.

La diminution du mouvement fébrile, le retour du sommeil et la suppuration non gangréneuse des bubons sont des signes favorables, qui annoncent la convalescence.

Dans toutes les épidémies de peste, il se présente des sujets qui n'offrent qu'un tableau mitigé et incomplet de la maladie; ces cas sont extrêmement bénins, ils se réduisent généralement à l'apparition des bubons, avec ou sans fièvre.

La durée de la maladie varie d'un jour à un ou deux septénaires. Quand elle se termine par la mort, celle-ci arrive en général dans les quatre premiers jours. La peste est une maladie épidémique, non inoculable, mais très contagieuse et se communiquant même sans contact immédiat. Une première atteinte confère l'immunité pour l'avenir.

Traitement. — La fièvre initiale présente tous les signes de l'*aconit* : frissons, faiblesse, anxiété et crainte de la mort. Il faut, dès le début, en donner une dose toutes les demi-heures, mais on ne doit pas insister longtemps sur ce médicament, car il convient mieux aux fièvres symptomatiques d'une inflammation qu'aux fièvres idiopathiques. Il faudra, au bout de quelques doses, le remplacer par *belladonna* ou l'alterner avec celle-ci. La belladone est indiquée par la turgescence de la face, l'expression farouche du regard, le délire et l'agitation. M. le Dr Jousset a fait remarquer qu'elle convient aussi à l'engorgement des ganglions lymphatiques.

Quand arrive la seconde période, nul remède n'est mieux indiqué qu'*arsenicum*, qui donne tous les symptômes putrides et adynamiques de la peste ; les bubons mêmes rentrent dans sa sphère d'action. « Les récents essais, dit M. le Dr Boni- » no (1), d'injection de ce médicament dans les » lymphômes nous autorisent à le croire d'une » grande valeur même contre les bubons. »

Il y a un médicament qui donne les bubons inguinaux et qu'Hering recommande contre la peste, c'est *rana bufo*. Quoiqu'on ne retrouve pas dans sa pathogénésie les symptômes putrides et adynamiques de la maladie, il donne néanmoins des vomissements bilieux et sanguinolents, des crachements de sang et de la faiblesse. Il mérite d'être essayé d'abord dans la forme bénigne, puis si la maladie est compliquée de convulsions épileptiformes.

Lachesis répond à peu près aux mêmes indications que l'arsenic ; il convient surtout à la forme gangréneuse, avec eschares noires.

Phosphore doit être préféré à tout autre médicament lorsqu'il y a des complications hépatiques ou pulmonaires.

Carbo vegetabilis peut être efficace contre les

____

(1) *Trattato di terapeutica omœopatica applicata all' odierna medicina*, de Puhlmann (de Leipzig), traduit et annoté par Bonino (de Turin).

bubons et relever les forces lorsque le malade est dans un état voisin de l'agonie.

De tous les médicaments, celui qui répond le mieux aux bubons est *Merc. solubilis*, mais il est loin de convenir aussi bien que les précédents à la rapidité d'invasion de la maladie et à l'atteinte qu'elle porte à l'organisme. Il faut le réserver à la forme bénigne, limitée aux engorgements ganglionnaires.

Le Dr Honigberger, à Constantinople, a employé *Ignatia* avec succès.

En résumé :

Période d'éréthisme : *Aconitum, Belladonna,* successivement ou alternés.

Période de collapsus : *Arsenicun, Lachesis, Bufo; Phosphorus* et *Carbo veget.* répondent à des indications spéciales.

Forme bénigne, limitée aux bubons : *Mercurius solubilis, Bufo.*

Dans une maladie à marche aussi rapide et aussi meurtrière les médicaments doivent être donnés à de fortes doses et à de courts intervalles. Pour l'aconit et la belladone, on ira de la teinture-mère à la troisième dilution ; pour l'arsenic, le lachesis, le bufo et le charbon, on se servira des triturations (de la 1re à la 3e); pour le phosphore on se contentera de la 6e dilution. Les doses devront êtres répétées au moins toutes les cinq minutes lorsque le danger sera imminent. Dans la forme purement bubonique, la 6e dilution sera bien suffisante et l'on ne répètera le médicament que toutes les trois heures.

CHAPITRE III.

SCORBUT

Celte maladie, conséquence habituelle de l'abstinence de fruits, de végétaux frais et de l'abus de viande ou de poisson salé, a été souvent observée dans l'Afrique centrale. Le scorbut peut aussi succéder à la dysenterie, être l'effet de fatigues excessives, de la nostalgie, d'émotions déprimantes. Il débute par des douleurs dans les membres inférieurs. avec une grande lassitude, de la répugnance pour le mouvement et de la tristesse. De petites taches hémorragiques, bleuâtres ou noires, ne tardent pas à se montrer sur les jambes et sur les gencives, qui saignent facilement et deviennent fongueuses. A mesure que la maladie avance, les gencives se couvrent d'ulcères gangréneux, les dents se déchaussent et tombent, les hémorragies se multiplient et par conséquent la prostration va toujours en augmentant ; les jambes se couvrent de larges ecchymoses, s'œdématient ; les mouvements deviennent de plus en plus difficiles et le malade ne peut quitter la position horizontale ; il meurt le plus souvent subitement lorsqu'il veut se lever ou qu'on l'expose au grand air. Une particularité remarquable de cette maladie est l'absence de fièvre et la conservation de l'appétit.

Suivant M. Jousset, le médicament essentiel du scorbut est le *phosphore*. Il en donne en effet tous les symptômes et c'est certainement le premier remède auquel il faille songer. *Merc. solubilis* répond moins aux hémorragies, mais agit puissamment sur la stomatite, surtout si les ulcérations se couvrent de productions pseudo-membraneuses et deviennent gangréneuses. *Arsenicum* répond aux pétéchies, à la prostration et à la gangrène ; il doit être donné dans les périodes avancées de la maladie, ainsi que *Crotalus*. Nous recommandons ce médicament lorsque les hémorragies sont multiples, la prostration au dernier degré. Enfin lorsque le malade est presque agonisant, *Carbo veget.* peut relever ses forces. Dans la convalescence, le médicament essentiel est *China*.

Les médecins américains recommandent beaucoup *Agave americana*, qui répond à la pâleur de la face avec traits souffrants, au gonflement et au saignement des gencives, à l'enflure des jambes, avec taches bleuâtres, de couleur foncée. On doit trouver en Afrique cette plante ou des espèces très voisines ; il serait bon d'en profiter. Les Américains la donnent sous forme de décoction : ils font cuire les feuilles sous la cendre, en expriment le jus, le sucrent et le font boire à la dose de deux ou trois onces par jour.

Est-il besoin d'ajouter que, sans une hygiène alimentaire convenable, il ne faut guère compter sur l'efficacité des médicaments les mieux choisis ?

CHAPITRE IV.

LÈPRE.

La lèpre est une diathèse endémique héréditaire, caractérisée par la formation d'excroissances tuberculeuses d'abord sur la peau, puis sur les muqueuses, enfin dans les viscères.

Elle se présente sous deux formes : l'une bénigne, le *léontiasis* ou *éléphantiasis des Grecs* (qui n'a rien de commun avec l'éléphantiasis des Arabes) ; l'autre maligne, la *lèpre anesthésique*.

1° *Léontiasis*. Cette forme, qu'on observe quelquefois dans nos climats, n'occupe souvent que la figure et les parties du corps qui sont à découvert. Elle débute généralement par les arcades sourcilières, qui se couvrent d'excroissances tuberculeuses ; puis celles-ci s'étendent sur toute la face, qu'elles défigurent horriblement en lui donnant grossièrement la physionomie du lion ; de là le nom que lui ont assigné les Grecs.

Traitement du léontiasis. — Au début de la maladie, alors qu'on observe plutôt des taches que des tubercules, on devra songer à *Graphites*, qui donne des *taches cuivrées, annulaires, élevées, à la face, des tubercules cuivrés à l'oreille*, et aussi des *tubercules roses*, le regard morose et l'obturation du nez. Le médicament sera encore mieux indiqué si le malade a des sueurs fétides et les ongles déformés.

Lorsque la maladie est confirmée, et que les tubercules, envahissant la face, lui donnent l'aspect caractéristique auquel elle doit son nom, il faut administrer *Sepia*, le médicament qui convient le mieux au type de cette forme. On trouve, en effet, dans sa pathogénésie, les symptômes suivants :

Face grosse, tubéreuse, semblable à celle du lion, avec oreilles pendantes, yeux rouges, ternes, abattus et larmoyants ; tubercules et taches par tout le corps ; gonflement au front, au-dessus des tempes ; taches cuivrées avec tendance à se transformer en tubercules. D'ailleurs ce médicament convient également à la véritable lèpre, ainsi que nous le verrons plus loin.

Après *Sepia*, le médicament le plus important est l'*Arsenic*. Il faut préférer ce dernier lorsque la couleur de la face est altérée, que les lésions occupent surtout le nez, enfin lorsqu'elles ont tendance à s'ulcérer et causent des douleurs brûlantes.

Alumina convient à des degrés moins graves de la maladie. Il faut donner ce médicament lorsque les tubercules ont une *teinte cuivrée*, lorsque le bout du *nez est injecté de petites veines. Peau des jambes tendue et couverte de taches tuberculeuses, avant-bras rugueux et râpeux.*

Voit-on sur la face, en même temps que les tubercules, des pores noirs semblables à ceux de l'acné ponctuée et des taches de lentigo ; voit-on sur le corps des taches circulaires, brunes et cuivrées, à bords élevés et tuberculeux, il faut donner *Natrum carbonicum*, médicament facile à se procurer en Afrique, car les sels de soude se trouvent dans les cendres des herbes incendiées.

Enfin *Kali carbonicum* répond assez bien au génie de la maladie et demande à être prescrit lorsque la tuméfaction porte sur la portion de la face comprise entre les yeux et le nez, ainsi qu'entre les paupières et les sourcils ; lorsque des tubercules indolents couvrent les joues et qu'on saigne du nez le matin. La présence de taches cuivrées, à bords proéminents, rentré aussi dans la sphère d'action du carbonate de potasse.

2° *Lèpre anesthésique*. — Il faut distinguer dans la marche de la lèpre trois périodes, que nous caractérisons par ces trois mots : *prodromes*, *prolifération*, *destruction*.

Les *prodromes* consistent, d'après M. le Dr Jousset, en malaises vagues, tristesse, amaigrissement, paresse et sentiment de faiblesse générale. Quelquefois on voit, dès cette période, un point du corps devenir insensible; souvent cette anesthésie est précédée au contraire d'une hyperesthésie transitoire; enfin il est quelques rares lépreux qui ne présentent jamais d'insensibilité.

Cette période fait promptement place à celle de *prolifération*, qui consiste dans la production des tubercules caractéristiques de la maladie. Elle débute par l'apparition de taches fauves et purpurines sur les membres inférieurs, puis sur les membres supérieurs, enfin sur la face. Ces taches, qui sont foncées sur la peau de l'Européen, paraissent au contraire claires sur celle du nègre ; elles ont en général la forme d'anneaux plus ou moins complets. Ces plaques ne tardent pas à se couvrir de tubercules; ceux-ci couvrent successivement toutes les régions et minent la constitution du sujet, ainsi qu'on en voit la preuve dans l'atrophie des muscles interosseux de la main, donnée par quelques auteurs comme un signe de cette période. Les muqueuses sont bientôt envahies par les plaques et les tubercules, ce qui rend très difficile le fonctionnement de presque tous les organes. Les centres nerveux eux-mêmes sont en souffrance, car un symptôme assez commun dans cette période de la lèpre est une excitation anormale des organes de la reproduction, excitation qui fait bientôt place à un état tout opposé, à une impuissance définitive. D'ailleurs l'anesthésie et l'insensibilité des régions les plus mutilées prouvent bien que l'innervation est profondément troublée dès le début de la maladie.

La 3° période, celle de la *destruction*, est caractérisée par l'ulcération des tubercules, qui détruit le corps pièce à pièce et entraîne un état cachectique irrémédiable. « Les ulcérations lépreuses, » dit M. le D' Jousset, sont profondes, blafardes ; » elles laissent écouler un pus séreux, sanguino- » lent et fétide ; habituellement elles ne montrent » aucune tendance à la cicatrisation (1). »

Les symptômes auxquels elles donnent lieu varient suivant les organes qu'elles occupent. Ce sont : la destruction des yeux et la perte de la vue ; un écoulement fétide par le nez, suivi de la destruction de cet organe ; la fétidité de l'haleine, la difficulté de la parole par hypertrophie et ulcération de la langue ; la raucité et la perte de la voix par altération du larynx ; la difficulté de la déglutition des liquides et des solides par ulcération du pharynx et de l'épiglotte ; si les lésions envahissent les poumons, on observe tous les symptômes de la phtisie pulmonaire ; si elles occupent le mésentère et l'intestin, on observe la tuméfaction du ventre et la diarrhée. En même temps, les extrémités sont envahies par le pro-

____

(1) *Éléments de médecine pratique*, 2° édit., t. I, p. 151.

cessus destructeur et les phalanges tombent une
à une. Naturellement l'état général est profondément troublé dans cette période, il se déclare une
diarrhée colliquative ; l'amaigrissement et la faiblesse s'accentuent davantage chaque jour et le
malade meurt dans le marasme lorsqu'une ulcération du larynx, des poumons, du foie ou du mésentère ne l'emporte pas auparavant.

La lèpre n'est certes pas incurable, mais il est
douteux qu'on puisse en enrayer les progrès lorsqu'elle a atteint la période de cachexie.

On n'est aucunement d'accord sur les causes
qui peuvent engendrer la lèpre. On a accusé tour
à tour les habitations malsaines, le climat chaud
et humide des contrées marécageuses au voisinage
des grandes mers, l'usage de mauvais poissons,
de certains végétaux, de la viande salée, surtout
de celle du porc. En effet, le mauvais entretien des
habitations et une nourriture mal choisie paraissent jouer un assez grand rôle dans l'étiologie de
cette maladie ; quant à la viande de porc, elle ne
doit avoir qu'une influence très restreinte, puisque
la lèpre était commune chez les Hébreux, auxquels
toute charcuterie était sévèrement interdite. Ce
qu'il y a de certain, c'est que la lèpre, autrefois
commune en Europe où elle avait été probablement importée à l'époque des croisades, a rétro-
gradé devant les progrès de l'hygiène. Le meilleur moyen de la prévenir nous paraît donc être
d'inculquer aux Africains les préceptes de l'hygiène et surtout le soin de leurs propres personnes.
On admet généralement que la lèpre est contagieuse, mais les médecins suédois de nos jours,

qui l'observent journellement, révoquent en doute ce mode de transmission.

Depuis les médecins grecs de l'antiquité jusqu'à Hahnemann, on a souvent assimilé la gale à la lèpre et regardé la première comme une forme dégénérée de la seconde. Maintenant que la nature parasitaire de la gale est bien établie, cette assimilation n'est plus soutenable. On a bien trouvé récemment un parasite, un microbe, dans les tubercules lépreux, mais le bacille de Hansen ne saurait être comparé au sarcopte.

Traitement. — Si jamais la lèpre se déclarait chez un blanc, le plus sûr serait de le renvoyer en Europe, car on a remarqué que le changement de climat peut enrayer la maladie. Toutefois ce moyen n'est pas infaillible et ne dispense pas d'un traitement régulier.

Aucun médicament ne nous paraît mieux répondre qu'*hydrastis canadensis* à la prostration de la première période. Il répond également à un stade plus avancé de la maladie, à l'ulcération et MM. les Drs Jousset et Sircar (de Calcutta) disent avoir obtenu chacun un succès éclatant avec ce médicament.

Anacardium convient aussi dans la période initiale et exerce une action très profonde sur le système nerveux; il donne : la tristesse hypocondriaque, l'anxiété et le découragement, la fatigue et la lassitude par un exercice modéré, le tremblement et la faiblesse des membres et principalement des genoux, le besoin de rester assis ou couché. Son action sur la peau n'est pas moins remarquable, car il donne les symptômes suivants : taches herpétiques, blanches, squameuses. — La poitrine, le cou, l'aisselle, le bras, l'abdomen, le scrotum et la cuisse ne sont pas seulement couverts de croûtes élevées, sécrétant un liquide épais, jaunâtre ; ils sont aussi changés partiellement en excroissances verruqueuses, avec épaississement de l'épiderme, toute la peau intermédiaire ayant une rougeur érythémateuse, avec prurit effrayant. Il paraît qu'aux Indes les médecins indigènes redoutent de manier ce médicament, de peur de contracter la lèpre.

Mais les pathogénésies de ces deux remèdes sont muettes sur quelques-uns des symptômes les plus importants : l'anesthésie, les taches circulaires et annulaires, les tubercules ulcérés. Il faut se reporter aux médicaments dont nous avons parlé à propos du traitement du léontiasis. Parmi eux *Sepia* est certainement celui qui couvre le mieux toutes les variétés de taches et de tubercules ; il sera presque toujours indiqué pendant la période de prolifération ; il convient même au commencement de la troisième période, car il donne des ulcères au talon et une diarrhée débilitante.

L'anesthésie n'est notée explicitement que dans les pathogénésies de deux médicaments : *Kali carbonicum* (tubercules indolents aux joues) et *Arsenicum* (insensibilité de la peau ; endolorissement des taches lépreuses, alternant avec insensibilité de ces taches ; ulcères indolents sur les tubercules lépreux). Ce dernier médicament est certainement le plus important après *Sepia* et on lui doit plusieurs succès.

Si le satyriasis prédomine, il faut donner *Gra-*

phites, qui répond également aux taches, aux tubercules et aux ulcères.

Lorsqu'on est arrivé au commencement de la période destructive, *Petroleum* est indiqué par les symptômes suivants : tubercules à la face ; taches dartreuses et tuberculeuses au corps ; ulcères opiniâtres aux doigts, à bords élevés et calleux, et à fond plat, humide et rouge ; ulcères fétides au bout des doigts ; ulcère large, sale, avec chair luxuriante, au tibia ; enrouement ; toux suffocante la nuit ; lourdeur dans les membres ; pissement au lit.

Si le nez est surtout envahi, *Hydrastis* reprend ses droits et il faut y revenir, sans oublier *Kali bichromicum*, lorsque la cloison est envahie et perforée.

Lorsque la cachexie est avancée, il n'y a qu'un médicament à donner, l'*Arsenic;* aucun autre ne répond d'une manière plus complète à la lèpre dans sa forme la plus grave.

En résumé, voici la série des médicaments dans le traitement de cette terrible maladie :

1ʳᵉ période : *Hydrastis, Anacardium.*

2ᵉ période : *Sepia, Arsenicum ;* quelquefois aussi *Graphites* et *Kali carbonicum.*

3ᵉ période : *Arsenicum*, qu'on fera souvent précéder de *Sepia* et *Petroleum.*

Dans une maladie à marche aussi lente et qui est en général si profondément enracinée dans l'organisme, nous recommandons l'emploi des plus hautes dilutions qu'on possèdera, surtout pour les médicaments de la 2ᵉ période. Les doses devront aussi être rarement répétées, une fois par jour au plus et habituellement une ou deux fois par semaine. Dans la période cachectique seulement, il pourra être utile de recourir à des médicaments moins dilués et de les répéter plus souvent.

CHAPITRE V

BÉRIBÉRI

On a souvent confondu sous ce nom deux maladies très distinctes : le *Béribéri* proprement dit et le *Barbiers*.

§ I. — *Béribéri proprement dit.*

Cette maladie n'a été observée jusqu'à présent que sur une partie des côtes de l'Inde, à l'île de Ceylan et à bord de navires transportant les Indiens.

Le nom d'*hydrops asthmaticus*, sous lequel Roger a désigné le béribéri, exprime bien les symptômes les plus saillants de cette bizarre maladie, l'hydropisie et la dyspnée. Elle débute par de l'œdème au niveau des articulations méta-tarso-phalangiennes ; puis l'infiltration envahit régulièrement de bas en haut, des pieds au bassin, des mains à l'épaule, de l'abdomen à la face. Les lombes, les flancs et la région épigastrique sont les points où l'hydropisie est le plus considérable. La transsudation du sérum du sang ne reste pas longtemps limitée au tissu cellulaire sous-cutané ; elle se produit aussi à la surface des séreuses et complique l'anasarque d'ascite, d'hy-

drothorax, d'hydropéricarde et même d'un certain degré d'hydrocéphale. Ce sont ces dernières complications qui donnent lieu aux symptômes les plus saillants et les plus graves. Parmi ceux-ci, deux sont constants et pathognomoniques : la dyspnée allant jusqu'à la suffocation et la douleur épigastrique. On observe aussi des vomissements, une constipation opiniâtre, la rareté des urines ; celles-ci, chose remarquable, ne contiennent jamais d'albumine. Les cas mortels se terminent par des accès convulsifs, des syncopes ou le coma. Il n'y a jamais de fièvre, la température de la peau s'abaisse à mesure que l'infiltration fait des progrès ; le pouls ne devient fréquent et irrégulier que lorsque le terme fatal approche, ce phénomène est un indice d'épanchement dans la plèvre et le péricarde. La marche de la maladie n'est pas régulièrement continue ; « des amélio-
» rations passagères, dit Rochard, alternent avec
» des recrudescences imprévues, il n'est pas rare
» de voir la mort survenir au moment où la dimi-
» nution de l'hydropisie semblait annoncer une
» convalescence prochaine (1). » La durée varie de 24 heures à 2 ou 3 semaines, la mort en est le dénouement au moins dans la moitié des cas.

Rien n'est moins connu que les causes du béri-béri. On a accusé, comme toujours, la pluie et le beau temps, le chaud et le froid, l'air et l'eau, etc., etc. On ne sait qu'une chose, c'est qu'il a été observé chez des Indiens, chez des Cafres et que les Européens n'en ont pas toujours été exempts.

(1) *Nouveau dictionnaire de médecine et de chirurgie pratiques*, t. IV, p. 775.

Il n'est pas contagieux. Rochard l'attribue à l'alimentation exclusive par le riz, surtout lorsqu'il n'est pas assaisonné de tamarin ni des condiments divers usités par les Indiens. Comme cette céréale est inconnue, jusqu'à présent, aux habitants du centre de l'Afrique, il est peu vraisemblable qu'on y rencontre le béribéri. Il faut avoir soin de ne pas prendre pour le béribéri une affection organique du cœur arrivée à la période d'asystolie ; les symptômes sont à peu près les mêmes.

Traitement. — Si le cas se présentait, il faudrait faire plus d'efforts que jamais pour assurer une alimentation variée. On donnerait ensuite l'un des médicaments suivants :

Helleborus est un des remèdes qui correspondent le mieux à l'ensemble des symptômes du béribéri ; il donne en effet : le gonflement œdémateux subit de la peau, la douleur épigastrique, la respiration rapide, l'oppression, la constriction de la poitrine (à tel point qu'on est obligé d'ouvrir largement la bouche pour humer l'air, sans pouvoir cependant respirer d'une manière satisfaisante) la pression au cœur, l'anxiété et tous les symptômes céphaliques et cérébraux qu'on peut rapporter à l'hydrocéphale aiguë.

Arsenicum pourra remplacer l'hellébore, si celui-ci ne sauve pas le malade ou si ce dernier est à une période avancée, avec grande prostration des forces.

A la période ultime, lorsque le pouls est devenu accéléré et intermittent, nous ne voyons pas d'autre médicament à essayer que *Digitalis et Veratrum*.

§ II. — *Barbiers*.

Le barbiers débute par des picotements et des fourmillements dans les extrémités inférieures, auxquels succèdent de l'engourdissement, du tremblement et de l'incertitude des mouvements. Souvent les mains et les avant-bras présentent bientôt après les mêmes phénomènes. A la paralysie du mouvement viennent s'ajouter la paralysie du sentiment et le refroidissement ; les muscles extenseurs étant les plus atteints, les membres restent continuellement fléchis et le malade ne peut les étendre. L'état général est nécessairement altéré lorsque les choses arrivent à ce point : le malade devient d'abord paresseux, découragé, puis il a des indigestions, il maigrit, son pouls faiblit et il finit par succomber. Heureusement tous les cas n'ont pas cette gravité, mais nous ne saurions dire si la mortalité est grande.

Les causes du barbiers ne sont pas mieux connues que celles du béribéri. Cafres, Indiens, Européens, lui ont payé leur tribut, et, paraît-il, il n'épargne pas les animaux domestiques. Un cas a été observé, il y a quelques années, dans les hôpitaux de Paris, chez un nègre. L'ivresse, les écarts habituels de régime, le sommeil au grand air, la suppression soudaine de l'exhalation cutanée sous l'influence d'un courant d'air froid, telles sont les causes généralement admises. L'influence des courants d'air froid et humide nous paraît des plus probables, car on observe quelquefois en Europe des paralysies faciales qui n'ont pas d'autre origine. Nous serions tenté d'ajouter à cette liste l'abus du tabac, dont l'action sur la moelle épinière n'est contestée par personne. La maladie doit être souvent d'origine toxique. En 1883, M. le Dr Proust a signalé à l'Académie de médecine une épidémie observée par lui en Algérie et causée par le *Lathyrus cicer*. Les symptômes de cette intoxication étaient semblables à ceux du barbiers.

Voici, pour nous résumer, l'opinion de Rochard sur le barbiers : « L'histoire de cette dernière » maladie présente autant d'obscurité qu'en » offrait, il y a quelques années, celle du béri- » béri, et réclamerait un travail d'épuration » analogue : on a évidemment englobé sous ce » titre une foule d'états pathologiques divers » n'ayant d'autre caractère commun que celui de » déterminer des troubles de la sensibilité et du » mouvement. On entrevoit, à travers le vague » des descriptions, des cas de myélite aiguë et » chronique, des apoplexies de la moelle, des faits » de paralysie musculaire atrophique, etc. ; mais, » quelque variées que soient les affections com- » prises sous cette dénomination, il n'en est pas » une qui présente les signes caractéristiques du » béribéri. Elles s'accompagnent toutes d'affaiblis- » sement des extrémités inférieures, d'un amai- » grissement profond, mais n'amènent jamais » l'hydropisie (1). »

Traitement. — Le tabac (*Nicotiana tabacum*) produit les mêmes symptômes que ceux du barbiers :

---

(1) *Loco cit.*, p. 776.

faiblesse et diminution de la sensibilité des extrémités inférieures ; les pieds n'ont pas conscience du sol sur lequel ils reposent ; faiblesse extrême dans les articulations des genoux ; tremblement dans les mollets et à la pointe des pieds; engourdissement, faiblesse dans les avant-bras et les mains ; mélancolie et découragement ; vomissement; défaillances, émaciation, frilosité. On reconnaît dans ce tableau la plupart des traits de la maladie (1).

Euphorbia a également une action marquée sur la queue de cheval et produit les symptômes suivants : Faiblesse. Sueur froide des jambes. Les membres inférieurs s'engourdissent souvent jusqu'au-dessous du genou et sont le siège d'un fourmillement douloureux, en même temps qu'il est impossible de continuer à les mouvoir. Sentiment de mortification et de froid dans la jambe gauche, comme si elle allait s'engourdir. Grande faiblesse des jambes jusqu'aux genoux; il semble qu'elles vont fléchir et ne peuvent supporter le poids du corps. Engourdissement fréquent des pieds, en étant assis, avec impossibilité de les mouvoir et fourmillement douloureux.

Oleander est peut-être plus important que le précédent au début de la maladie, car son action paralysante porte principalement sur les membres inférieurs : *Sensation de faiblesse dans les cuisses, les jambes, les pieds* et la plante des pieds, comme si ces parties étaient engourdies ; *paralysie des jambes et des pieds ;* sensation de vibration et

(1) V. *Pathogénésie de tabacum et de nicotine,* par M. le Dr Ozanam, in *Bibliothèque homœopatique,* t, IV, 1872.

de résonnement dans les jambes et les pieds, surtout dans la plante des pieds ; froid continuel aux pieds ; *grande faiblesse, qui permet à peine de marcher* ; raideur paralytique des membres et paralysies sans douleur ; faiblesse et lassitude générale, avec tremblement des genoux en étant couché, et des mains en écrivant ; torpeur et insensibilité de tout le corps ; *répugnance* pour le travail et grande paresse.

Plumbum est indiqué après *Oleander*, lorsque la paralysie a envahi les membres supérieurs. Il produit, comme lui, engourdissement, tremblement, paralysie, paresse, teint cachectique, etc. ; la paralysie des extenseurs de l'avant-bras, entraînant le fléchissement de ce membre, est un des symptômes caractéristiques de l'intoxication saturnine. Il faudra préférer le plomb à tout autre remède si le malade est constipé et sujet à de vives douleurs d'entrailles.

Zincum ne donne pas au même degré la paralysie des membres ; il pourra cependant être utile s'il se joint aux symptômes du barbiers des troubles fonctionnels des voies urinaires : rétention ou incontinence d'urine, douleur pendant et après la miction, hématurie.

Dans les cas où la cachexie est avancée, nous conseillerions *Phosphorus*.

En résumé, nous conseillons :

1° *Oleander* et *Euphorbia* au début, lorsque le mal est encore limité aux membres inférieurs ;

2° *Euphorbia* et *Tabacum* à une période plus avancée de la maladie, surtout si le malade a de la dyspepsie et des vomissements ;

3° *Plumbum*, qui répond exactement au type de la maladie lorsqu'elle a atteint son apogée ;

4° *Phosphorus* à la période ultime de la cachexie ;

5° *Zincum* quand le barbiers est compliqué de troubles urinaires.

M. le Dr Julio Mario, de Para (Brésil), conseille *Veratrum album* contre toutes les formes de la maladie. Enfin nous rappelons le *Lathyrus*, dont il a été question *à propos* de l'étiologie. Les Algériens l'appellent *Djilben* et le Dr Leboucher en a publié une étude intéressante dans la bibliothèque homœopathique (t. XVI, p. 72, année 1885).

TROISIÈME PARTIE.

TROUBLES DE L'APPAREIL DIGESTIF

—

L'appareil digestif est généralement atteint dans toute sa longueur, mais certaines régions de son parcours présentent quelquefois des accidents isolés ou tellement saillants qu'ils attirent l'attention à l'exclusion de tous les autres : tels sont le pyrosis, le vomissement, la gastralgie, les coliques. Le plus souvent les troubles de l'estomac sont accompagnés de troubles intestinaux.

Dans la majorité des cas, croyons-nous, les accidents de l'appareil digestif sont le résultat d'une hygiène défectueuse, ou bien ils sont de véritables intoxications, c'est-à-dire des symptômes produits par certains végétaux ou certaines viandes capables d'altérer les fonctions de l'organisme.

Il faut soigner dès le début les troubles fonctionnels du tube digestif parce qu'ils sont rapidement compliqués de lésions anatomiques, souvent incurables : ulcérations et gangrènes.

S'il y a de la fièvre au début, il faut donner l'*Aconit*, mais sans insister longtemps sur son emploi. Quand il n'y a pas de fièvre ou que celle-ci est calmée, il faut choisir un autre médicament en tenant compte de la région la plus affectée et des symptômes qui prédominent.

CHAPITRE PREMIER.

STOMATITES

A. Stomatite syphilitique.

La stomatite syphilitique demande *Mercurius solubilis :* gencives gonflées, saignantes et décollées; dent déchaussées et vacillantes. Ulcères sur la face interne des lèvres et des joues. Salivation. Engorgement des glandes sous maxillaires et cervicales. Haleine fétide.

Merc. corrosivus : Inflammation de la langue, qui est enflée, rouge et brûlante ; gonflement spongieux du palais. Ce médicament est encore plus indiqué s'il y a de fréquentes et douloureuses envies d'uriner, avec écoulement verdâtre et sanguinolent par le canal de l'urètre.

Acidum fluoricum : Salivation. Petit ulcère douloureux dans la bouche, au coin, entre la mâchoire supérieure et l'inférieure. Les lésions occupent surtout le gosier et la gorge ; elles causent une sensation de constriction à la gorge et rendent la déglutition difficile et très douloureuse.

Acidum nitricum : répond à peu près aux mêmes indications que *Merc. solubilis* (salivation, ulcères) et complète bien l'action de ce médicament.

B. Stomatite aphteuse.

Borax : Aphtes qui saignent facilement et occupent la muqueuse buccale et la langue. Ce médicament convient aussi au vomissement, à la pression à l'estomac après les repas, et aux douleurs contractives à cet organe.

Acidum sulfuricum : doit être préféré si à l'éruption des aphtes s'ajoutent des aigreurs et du pyrosis.

Bounafa : Aphtes avec salive amère, sensation comme si l'on s'était brûlé la langue. Sensation de chaleur dans toutes les portions du tube digestif.

Mancinella (le fameux mancenillier, dont les propriétés délétères ont servi de prétexte à tant de légendes) : sécheresse, chaleur, brûlement et inflammation de la langue et de la cavité buccale. Langue chargée de blanc comme par des aphtes ou avec plaques couvertes d'enduit blanc. Salivation fétide, jaunâtre. Vésicules sur le palais. Sécheresse, chaleur et brûlement dans la gorge, avec gonflement des amygdales, étouffement et respiration sifflante. Ulcères brûlants, jaune-blanchâtre aux amygdales et au pharynx.

Staphysagria : Vésicules et ulcères sur la bouche et la langue; salivation ; excroissances doulou-reuses à l'intérieur de la joue; gonflement des glandes sub-linguales.

Ce médicament sera surtout indiqué si la sto-matite est accompagnée de carie dentaire avec odontalgie (chose rare chez les nègres) et de faim vorace, malgré un goût fade dans la bouche, avec appétence seulement pour les liquides et désir immodéré de lait, de vin et de tabac.

C. Stomatite pseudo-membraneuse.

Merc. hydrocyanicus (cyanure de mercure) est le médicament qui répond le mieux à la produc-tion des fausses membranes. Il guérit les angines diphtéritiques aussi bien que les angines pultacées.

Au début, il faut donner *Baptisia*, qui répond aux ulcères putrides de la bouche et de la gorge, avec salivation et fétidité de l'haleine. (La fétidité des sécrétions est un des signes caractéristiques de *Baptisia.*)

Lachesis : Symptômes putrides. Le sommeil du malade est interrompu par des accès de suffo-cation.

Arsenicum : dans les cas très graves et lorsque les symptômes typhoïdes et putrides sont très accentués. Ce médicament convient aussi lorsque la maladie est sur son déclin et laisse une grande faiblesse.

Nux vomica et *Phosphorus* remédient aux paralysies locales qui succèdent souvent à la diphtérie et rendent si dangereuse la convalescence de cette maladie.

Hepar sulfuris, préconisé par M. Cricca (de Smyrne) comme un préservatif de la diphtérie, a sa place marquée après le cyanure de mercure.

CHAPITRE II

ACCIDENTS DYSPEPTIQUES

A. Pyrosis.

MM. Lacaze et Nicolas interdisent avec raison aux personnes atteintes de pyrosis l'usage du vin, des alcools, des épices et du sucre. Les alcalins qu'ils recommandent n'ont qu'une action palliative. Au contraire le carbonate de chaux (*Calcarea carbonica*), conseillé par MM. Lacaze et Nicolas à titre de poudre inerte, est une poudre active dans le cas présent et constitue le principal médicament du pyrosis. Il convient surtout si le malade a en même temps une faim exagérée, le ventre volumineux, une tendance à l'obésité et des signes de scrofule.

Les autres médicaments recommandés contre cette incommodité sont : *Capsicum*, *Pulsatilla* (si le pyrosis est consécutif à une indigestion causée par l'abus de matières grasses), *Nux vomica* (à la suite de l'abus de boissons fermentées et alcooliques ; médicament des buveurs), *Sulfuricum acidum* (régurgitations acides, amères ou salées), *Euphorbia*, *Jatropha*, *Mancinella*.

B. Flatulence.

Les flatuosités peuvent être amassées soit dans l'estomac, soit dans l'intestin grêle, soit dans le gros intestin. Vu la disposition anatomique du tube digestif, celles qui occupent sa dernière portion ne peuvent remonter dans l'intestin grêle et sont nécessairement évacuées par en bas ; les autres peuvent remonter jusqu'à la bouche et s'échapper sous forme d'éructations. Les flatuosités peuvent, par la distension des intestins et la compression des organes abdominaux, causer de vives douleurs qui simulent la gastralgie.

Comme dans tous les accidents dyspeptiques, il faut veiller sur l'alimentation. Celui qui souffre de flatuosités doit éviter les farineux (pomme de terre, pois, haricot), certains végétaux réputés, comme le navet, pour favoriser la production des gaz intestinaux. Il faut prendre de préférence de la viande, des légumes verts et des fruits. Éviter ceux qui, comme la goyave et le coing, donnent de la constipation.

Les mêmes médicaments répondent aux flatuosités, quelle que soit la portion du tube digestif qu'elles occupent. Les principaux sont : *Nux vomica, Aloe, Carbo veget., Lycopodium, Belladonna.*

Nux vom. lorsque les éructations sont inodores et quand le malade éprouve un grand soulagement après que les flatuosités se sont dégagées au dehors.

Aloe convient, comme le précédent, aux sujets constipés, hémorroïdaires, à ceux qui ont fait abus des boissons alcooliques. Il répond aux éructations amères et acides.

Carbo veget.: Renvois aigres. Goût amer, goût salé de la bouche et des aliments, dégoût de la viande. Écoulement d'eau de l'estomac, comme des pituites.

Lycopodium : Renvois aigres. Flatuosités incarcérées, causant des tranchées et des borborygmes ; constipation. Faim exagérée et appétence excessive pour les choses sucrées. Aggravation l'après-midi.

Belladonna convient surtout aux gaz amassés dans le gros intestin qu'ils distendent au point qu'il fait saillie sous les parois abdominales ; celles-ci sont alors sillonnées de bosselures molles et mobiles. En même temps douleurs des plus violentes.

Voici encore quelques autres médicaments qui peuvent être utiles dans certaines occasions :

China : lorsqu'il y a en même temps de la diarrhée (la constipation est une contre-indication de ce médicament). Convient aux sujets épuisés par l'entérite ou la fièvre paludéenne.

Graphites : Sujets herpétiques, habituellement constipés.

Pulsatilla : Flatuosités consécutives à une indigestion ou à un écart de régime.

Arnica : Renvois ayant l'odeur d'œufs pourris ; sensibilité exagérée des parties molles, de sorte qu'il semble au malade que son corps repose sur des corps durs.

Euphorbia : Colique flatulente spasmodique, le

matin au lit, avec douleur de pression diductive à l'abdomen, soulagée en appuyant la tête sur les coudes et les genoux.

Sulfur : Médicament important surtout si les accidents dyspeptiques se montrent après la répercussion d'une éruption, ou bien s'ils alternent avec des manifestations cutanées. Le soufre a une action analogue à celle de la noix vomique et il est souvent utile de le donner après cette dernière lorsqu'elle n'a pas procuré une guérison complète.

C. Vomissement.

Cet accident est le plus grave, parce qu'il empêche le malade de se nourrir et ne tarde pas à l'épuiser. Il ne faut pas oublier qu'il se rencontre dans un grand nombre de maladies, dont le siège est souvent très éloigné de l'estomac. Nous avons vu déjà qu'il est un symptôme fréquent, sinon habituel, de la fièvre paludéenne et de la fièvre pernicieuse. Il se manifeste constamment dans les affections du foie et du cerveau ; il peut accompagner aussi certaines affections des voies respiratoires, dans lesquelles il est provoqué par les secousses de la toux. On l'observe aussi dans la plupart des intoxications et c'est alors ou un effort salutaire de l'organisme en vue de l'élimination du poison ou un effet pathogénétique de la substance ingérée. Il ne suffit donc pas de constater le symptôme vomissement, il faut encore rechercher à quel état morbide il se rattache, sinon on fera de vains efforts pour en triompher.

Ce que nous disons ici du vomissement s'applique aussi bien à la plupart des accidents gastriques et intestinaux (anorexie, boulimie, flatulence, diarrhée, constipation, etc.), qui sont souvent symptomatiques d'une maladie générale.

Le régime du malade qui vomit doit consister exclusivement en aliments froids. S'il n'est guère possible d'obtenir de la glace dans les missions de l'Afrique équatoriale, on peut toujours conserver des boissons à une basse température en les plaçant dans un trou couvert de feuilles fraîches qu'on a soin d'humecter de temps en temps. Les indigènes doivent avoir d'ailleurs ou des poteries poreuses, qui peuvent entretenir la fraîcheur de l'eau à l'instar de nos alcarazas, ou des vases faits avec des fruits également poreux et frais (marmite à singe, lagenaria ou autres cucurbitacées). Certains malades vomissent surtout les solides, certains les liquides et beaucoup vomissent tout ; on devra régler le choix de l'alimentation sur ces différences. Pour ceux dont l'estomac ne tolère rien, il faudra avoir recours, dans la mesure du possible, aux lavements alimentaires. Si l'on a la bonne fortune de trouver à sa portée des chameaux et des éléphants domestiqués, on utilisera leur lait ; sinon on pensera à l'œuf d'autruche ou à celui de tout autre oiseau accessible dans la contrée où l'on se trouvera. En effet, pour les lavements, il faut rechercher de préférence les substances animales. Il doit exister dans le centre de l'Afrique, comme partout, certaines espèces de tortues pouvant fournir un bouillon nutritif ; toutefois la tortue de mer est bien préférable, pour cet usage, à la tortue de terre. Dans le règne végétal, le lait de coco est une ressource précieuse.

Si les médicaments sont vomis comme le reste, il faut avoir recours aux injections hypodermiques. On ne saurait se bercer de l'espoir que tout missionnaire sera muni d'une seringue de Pravaz. En possédât-il une à son départ, il faut prévoir le cas, presqu'inévitable, où elle sera perdue ou mise hors de service. Il reste encore bien des moyens d'y suppléer. Le plus simple consisterait à tremper une aiguille dans la solution médicamenteuse, puis à en piquer le malade; on peut encore faire une petite plaie avec un couteau et la frotter ensuite avec le médicament. Enfin on peut poser un vésicatoire (à défaut d'emplâtre et de cantharides on fera la vésication avec de l'écorce de garou — *daphne gnidium* — ou toute autre substance que la flore ou la faune de la contrée pourra fournir), puis on appliquera sur le derme dénudé le médicament soit en solution soit en poudre.

Les médicaments les plus propres à combattre le vomissement sont *Arsenicum, Ipeca, Veratrum album, Veratrum viride, Crotalus, Elaps, Ignatia, Nux vomica, Pulsatilla, Belladonna, Mancinella*. Il faut, dans le traitement de cet accident, tenir compte de la cause occasionnelle du vomissement, de la nature des matières rejetées et des symptômes concomitants. Voici quelques indications à cet égard :

Vomissements après avoir pris des acides: *Ferrum*.

— — s'être baissé : *Ipeca*.

Vomissements après avoir bu : *Arsen*, *China.*,
　　　　　Ferr. Veratr.

— — — fumé du tabac : *Ipeca*, *Nux
　　　vom.*, *Puls.*

— — une indigestion : *Ipeca*, *Puls.*

— chez les ivrognes : *Arsen.*, *Nux
　　vom.*

— après avoir mangé : *Arsen.*, *Calcarea*,
　　Colchic., *Nux vom.*, *Phos.*, *Puls.*,
　　Sulf.

— le matin : *Arsen.*, *Nux vom.*

— par le mouvement : *Arsen.*, *Bry.*, *Nux
　　vom.*

— la nuit : *Chin.*, *Fer.*, *Nux vom.*, *Phos.*,
　　Puls., *Sulf.*

— après avoir mangé du pain : *Bry.*

— — un refroidissement : *Ars.*, *Carb.
　　veg.*, *Ipec.*, *Puls.*

— le soir : *Puls.*

— causé par des vers : *Cina*, *Sulf.*

— âcre : *Croton tiglium*, *Ipec.*

— aigre : *Chamomil.*, *Nux vom.*, *Puls.*,
　　Phosph., *Sulf.*

— des aliments : *Arsen.*, *Ipec.*, *Nux
　　vom.*, *Phos.*, *Puls.*, *Sulf.*, *Brucea*,
　　Mancinell.

— d'aliments avec matières grasses qui
　　surnagent : *Mancinell.*

— aqueux : *Bry.*, *Drosera.*, *Manci-
　　nell.*

— bilieux, amer : *Acon.*, *Antimon.*, *Ars.*,
　　Chamom., *Nux vom.*, *Elaps*, *Man-
　　cinell.*

Vomissement blanc : *Ars.*, *Jatroph.*, *Ipec.*, *Veratr.*

— blanc jaunâtre : *Croton.*

— jaunâtre : *Ars.*

— comme du blanc d'œuf : *Ars.*, *Jatrop.*, *Ipec.*, *Veratr.*

— de matières bleuâtres : *Cuprum.*

— des boissons : *Ars.*, *Bry.*, *Ipec.*, *Veratr.*

— brunâtre : *Ars.*

— de café ingéré : *Croton.*

— écumeux : *Croton, Cupr.*, *Veratr.*

— fécaloïde : *Bell.*, *Bry.*, *Op.*, *Plumb.*

— gélatineux : *Ipec.*

— de lombrics : *Acon.*, *Cicuta.*

— de mucosités : *Ars.*, *Bell.*, *Dros.*, *Ipec.*, *Merc.*, *Puls.*, *Sulf.*

— noirâtre : *Ars.*, *Chin.*, *Phos.*, *Veratr.*

— de matières comme de la poix : *Ipec.*

— de sang : *Acon.*, *Ars.*, *Fer.*, *Ipec.*, *Nux vom.*, *Phos.*, *Crotal.*

— de matière semblable à l'urine : *Opium.*

— verdâtre : *Ars.*, *Puls.*, *Veratr.*, *Crotal.*, *Mancinell.*

Symptômes concomitants.

Angoisse, anxiété, crainte de la mort : *Ars.*
Chaleur : *Ars.*
Coliques et tranchées : *Cupr.*, *Puls.*
Congestion à la tête : *Nux vom.*, *Op.*
Céphalalgie frontale : *Crotal.*
Constipation : *Op.*, *Plumb.*, *Sulf.*
Convulsions : *Cupr.*

Cris : *Ars.*

Diarrhée : *Cupr., Ipec., Veratr., Sulf.*

Efforts spasmodiques : *Croton, Sulf.*

Douleur au dos : *Puls.*

— à l'estomac : *Ars., Cupr., Ipec., Phos.,*
     Veratr. alb., Veratr. viride.

Évanouissement : *Calc.*

Pâleur de la face : *Puls.*

Faiblesse, lassitude : *Ars., Ipec., Veratr.*

Frissons, brûlement dans la gorge, goût amer
dans la bouche : *Puls.*

Haleine fétide : *Ipec.*

Hoquet : *Bry.*

Crampes aux pieds et aux jambes : *Nux vom.*

Langue nette : *Cina.*

Mains chaudes : *Veratr.*

— froides, engourdies : *Phos.*

Pieds froids et engourdis : *Phos.*

Douleurs aux oreilles : *Puls.*

Soif : *Ipec.*

Sueur froide : *Camph.*

Tremblement : *Nux vom.*

Flux d'urine, obscurcissement de la vue : *Lach.*

D. Gastralgie.

La gastralgie, accident non moins dangereux
que le précédent, accompagne souvent le vomissement et les flatuosités. Elle peut être aussi purement névralgique. Des aliments indigestes et des
substances toxiques peuvent également la produire. Enfin, lorsqu'elle survient constamment
après qu'on a mangé, elle est l'indice d'une gas-

trite ou d'une sécrétion insuffisante de suc gastrique. Dans ce dernier cas, les préparations de pepsine devront être associées aux médicaments et nous n'avons aucune objection à faire contre le glycérolé de pepsine de Catillon.

Les médicaments principaux sont : *Belladonna*, *Arsenicum*, *China*, *Ignatia*, *Veratrum viride*, *Elaps*, *Brucea*.

Ignatia : Douleur lancinante ; sensation comme si l'on avait jeûné trop longtemps. Ce médicament convient spécialement aux souffrances causées par le chagrin ou par une diète prolongée.

Brucea donne, comme l'arsenic, la sensation de brûlure et de chaleur à l'estomac. Il convient aussi à la sensation de vacuité, aux battements de l'estomac, à la pression avec battements de cœur après le repas, aux nausées le soir.

Elaps : Pesanteur et brûlure à l'estomac après avoir mangé. Froid glacial à l'estomac après avoir pris des fruits et des boissons froides. Acidité de l'estomac avec nausées et défaillances.

Mancinella : Brûlure à l'estomac et à la gorge, avec nausées.

Euphorbia : Constriction spasmodique à l'estomac ; sentiment de chaleur au milieu de la poitrine, comme si l'on avait avalé quelque chose de chaud. Frisson en commençant à manger.

Aloe : Douleur d'estomac après avoir bu de l'eau. Souffrances par les aliments acides. Les faux-pas retentissent dans l'estomac.

Voici quelques indications tirées de la nature des sensations éprouvées et des circonstances qui font naître la gastralgie :

Indications tirées des sensations.

Battements : *Nux vom.*, *Puls.*, *Brucea.*

Brisement : *Euphorb.*

Brûlement : *Ars.*, *Camph.*, *Carb. veg.*, *Lach.*, *Nux vom.*, *Phos.*, *Sulf.*, *Brucea*, *Elaps*, *Mancinel.*

Contraction : *Carb. veg.*, *Nux vom.*, *Sulf*, *Euphorb.*

Crampes : *Bell.*, *Calc.*, *Carb. veg.*, *Nux vom.*, *Puls.*, *Sulf.*

Élancements : *Nitr. acid.*, *Rhus.*, *Ignat.*

Sensation de froid : *Elaps.*

Sensation d'excoriation, de plaie : *Lach.*, *Nux vom.*

Gonflement : *Sulfur*, *Bry.*

Serrement comme par une griffe : *Nux vom.*, *Phos.*, *Sil.*

Doul. incisive : *Ars.*, *Bry.*

Lourdeur, sensation comme si l'estomac était tiré en bas : *Euphorb.*, *Ipec.*, *Merc.*

Meurtrissure : *Euphorb.*, *Nux vom.*

Pincement : *Bry.*

Sentiment de plénitude : *Chin.*, *Nux vom.*

Pression comme par une pierre : *Bry.*, *Cham.*, *Ignat.*, *Merc.*

Sensation de rétrécissement du cardia : *Lach.*, *Nux vom.*, *Phos.*

Rongement : *Bell.*

Sensibilité douloureuse du creux de l'estomac : *Nux vom.*, *Sulf.*

Sensibilité à la pression des vêtements : *Bry.*, *Calc.*, *Hep.*, *Lycopod.*, *Nux vom.*, *Sulf.*

Tension : *Bell.*, *Bry.*, *Chamom.*, *Croton*, *Merc.*
Douleur perforante : *Ars.*
Tiraillements : *Ars.*, *Bry.*
Sensation de vacuité : *Ignat.*, *Brucea.*

Indications tirées des causes occasionnelles.

Grand air : *Lycopod.*
Action d'appuyer le pied : *Bry.*
Boissons : *Fer.*, *Nux vom.*, *Aloe.*
Boissons froides : *Acon.*, *Bry.*, *Ipec.*, *Elaps.*
Café : *Cham.*, *Nux vom.*
Eau-de-vie : *Ignat.*
Émotions : *Cham.*
Faux-pas : *Bry.*, *Aloe.*
Aliments flatulents : *Carb. veg.*
Frayeur : *Carb. veg.*
Indigestion : *Antimon.*, *Puls.*
Après le repas : *Ars.*, *Chin.*, *Lach.*, *Nux vom.*, *Puls.*, *Sulf.*
Marche : *Bry.*
Matin : *Lycopod.*, *Nux vom.*, *Phos.*, *Puls.*
Mouvement : *Bry.*
Nuit : *Calcar.*, *Carb. veg.*, *Cham.*, *Ignat.*, *Nux vom.*, *Phos.*, *Sulf.*
Pain : *Merc.*
Pression : *Bry.*, *Lycopod.*, *Nux vom.*
Tour de reins : *Rhus*, *Arn.*, *Bry.*
Repos : *China.*
Abus du sel : *Carb. veg.*
Soir : *Puls.*
Aliments sucrés : *Sulf.*
Toux : *Bell.*, *Calc.*, *Lycopod.*, *Puls.*

Veilles prolongées : *Arn.*, *Nux vom.*
Vers intestinaux : *Acon.*, *Cina*, *Sulf.*
Viande : *Fer.*
Vin : *Lycopod.*

Indications tirées des circonstances qui soulagent les douleurs gastriques.

Soulagement par les boissons : *Phosph.*
—   —   boissons froides : *Phosph.*
—   —   café : *Cham.*
—   —   chaleur du lit : *Lycopod.*
—   —   étant couché : *Bell.*, *Chin.*
—   —   couché sur le côté : *Bry.*
—   après avoir mangé : *Chelidon.*, *Lach.*
—   par le mouvement : *China.*
—   après avoir pris du pain : *Staphysagr.*
—   par la pression : *Arg.*
—   en renversant le corps en arrière : *Bell.*, *Bismuth.*
—   par des renvois : *Bry.*
—   en se repliant sur soi-même : *Carb. veg.*, *Chamom.*
Soulagement pendant le repos : *Bry.*, *Chamom.*
—   par l'émission de vents : *Coccul.*

E. Anorexie.

L'absence d'appétit peut aussi bien être le résultat de jeûne trop prolongé que celui d'un excès d'aliments. Elle est une des premières souffrances de l'acclimatement. Il faut bien se garder de réveiller l'appétit artificiellement à l'aide d'épices et d'une nourriture très relevée. Ces excitants provoquent à la longue une gastrite, qui rend l'inappétence plus rebelle que jamais et l'aggrave en diminuant la puissance digestive de l'estomac. Nous en dirons autant des amers, qui n'ont qu'une action momentanée, ainsi que tous les palliatifs. Nous ne blâmons pas qu'on en prenne de temps à autre une quantité modérée, les jours où l'on aura besoin d'une alimentation plus abondante pour faire face à des fatigues exceptionnelles, mais il faudra éviter de laisser dégénérer ce fait en habitude.

L'*Arsenic* est un médicament important de l'anorexie et les partisans de la médecine traditionnelle se trouvent d'accord, sur ce point, avec les homœopathes, car ils le recommandent aussi sous la forme de liqueur de Fowler ou de Pearson.

En second lieu viennent *Pulsatilla* et *Nux vomica*.

Une grande partie des médicaments que nous venons de passer en revue au sujet des autres troubles digestifs répond également au manque d'appétit; ce sont : *Antimonium, Bryonia, China, Hepar, Merc. solub., Nux vom., Puls., Sulf.*

Nous complétons ces indications en signalant les médicaments qui répondent à l'aversion pour certains aliments en particulier et aux altérations du sens du goût.

Aversion pour les acides : *Bell., Fer., Sulf.*

— — les boissons : *Bell., Canth., Hyosc., Stram.*

— — le café : *Bell., Bry. Chamom.,*

Merc. sol., *Natr. mur.*, *Nux vom.*, *Rhus*, *Spigel.*
Aversion pour les aliments chauds : *Bell.*, *Calcar.*, *Graph.*, *Ignat.*, *Lycopod.*, *Merc. sol.*, *Puls.*, *Sil.*
— — les sucreries : *Graph.*, *Sulf.*
— — l'eau froide : *Bell.*, *Chin.*, *Stram.*
— — l'eau-de-vie, le lait : *Ignat.*
— — les aliments gras : *Puls.*
— — le pain : *Chin.*, *Kali carb.*, *Puls.*, *Sulf.*
— — le poisson, les choses salées : *Graph.*
— — le tabac à fumer : *Ignat.*, *Puls.*
— — la viande : *Puls.*, *Sulf.*, *Aloe.*
— — le vin : *Ignat.*, *Lach.*

Altérations du goût.

On trouve aux aliments :
Un goût acide : *Calcar. carb.*, *Nux vom.*
— amer : *Bry.*, *Cham.*, *Chin.*, *Colocynt.*, *Nux vom.*
— argileux : *Chin.*
— douceâtre : *Puls.*
— fade : *China.*
— de fumée, herbacé : *Nux vom.*
— insipide : *China*, *Stram.*
— putride : *Puls.*
— trop salé : *Carb. veg.*, *Sulf.*

F. Appétit exagéré (Fringale, Boulimie).

Si l'anorexie est souvent la conséquence d'une diète prolongée, il n'est pas rare de voir l'exagération de l'appétit succéder à la surcharge d'aliments. La sensation de la faim n'est autre chose qu'une légère douleur d'estomac, que nous attribuons au besoin de manger parce que nous avons remarqué que l'introduction des aliments la fait cesser. Mais, dans l'état de maladie, cette même douleur peut se faire sentir sans que l'estomac soit vide. Elle est alors ou un premier degré de gastralgie ou un trouble sympathique, se liant le plus souvent à la présence de vers intestinaux.

Voici les médicaments qui répondent le mieux à cette aberration de la sensibilité de l'estomac : *China, Cina, Hyosc., Iod., Sabadilla, Spigel., Sulf., Aloe.*

China si la fringale est une complication ou une suite de la fièvre paludéenne. *Cina* et *Sabadilla* si elle est causée par la présence de vers intestinaux. *Hyoscyamus* si elle est purement d'origine nerveuse. *Iodium* aux sujets lymphatiques et amaigris. *Sulfur* aux sujets herpétiques et dans les cas chroniques.

Si la faim n'est immodérée que pour certains aliments en particulier ou pour des substances non alimentaires, on s'en référera aux indications suivantes :

Désir d'acides : *Acon., Arnica, Sulf.*
— d'aliments amers : *Digit.*
— de boissons amères : *Natr. mur.*
— de café : *Angustur., Bry., Carb. veg., Con.*
— de charbon : *Cicut.*
— de craie : *Nux vom.*
— de sucreries : *China, Kali, Lycopod.*

Désir   d'eau-de-vie : *Hepar, Lach., Sulf.*
—   d'eau froide : *Ars.*
—   d'aliments froids : *Veratr.*
—   de boissons froides : *Ars.*
—   de fruits : *Sulfuric. acid., Veratr., Aloe.*
—   d'aliments gras : *Nux vom., Nitr. acid.*
—   de lait : *Sabadill.*
—   d'aliments liquides : *Bry., Fer., Merc., Staph., Sulf.*
—   de choses piquantes : *China, Hep., Puls.*
—   de viande : *Sulf.*
—   de vinaigre : *Arnic.*

CHAPITRE III

ACCIDENTS INTESTINAUX — DIARRHÉE (1).

La diarrhée est très souvent un symptôme de dyspepsie. Il est très rare que je n'aie pu la rapporter à quelque écart de régime. Les températures extrêmes peuvent agir comme causes prédisposantes, mais une mauvaise alimentation est en général la cause déterminante. Très souvent nous réussissons à guérir le mal en nous assurant de la nature des aliments, et nos principaux remèdes sont *Arsen., China, Pulsat., Sulph., Calc.* Nous choisissons *Arsen.* quand des aliments trop froids sont la cause de la diarrhée ; *China* quand

(1) Ce chapitre n'est que la traduction d'une portion du mémoire de M. le Dr Mahendra Lal Sircar (de Calcuta) : *Homœopathie dans le traitement des maladies prédominantes dans l'Inde.* Ce mémoire a été présenté au Congrès international homœopathique de Londres (1881) ; la traduction est de M. le Dr Claude (*Bulletin de la Société médicale homœopathique de France,* 1882-83.)

elle est due aux fruits ; *Pulsat.* quand elle est due à une nourriture grasse ; *Sulph.* et *Calc.* quand elle vient du lait, en nous aidant des autres symptômes pour arrêter notre choix. *Alum.* nous a été utile quand l'indigestion provenait des pommes de terre. Les indications symptômatiques des remèdes de la diarrhée sont nombreuses ; mais, si on leur prête une minutieuse attention, on sera récompensé par le succès. J'en indiquerai quelques-uns qui ont été utilisés dans ma pratique, qui est considérable.

China, lorsque, avec des garde-robes jaunâtres, fétides ou non, il y a dilatation tympanique de l'abdomen. Ce médicament convient spécialement lorsque les garde-robes consistent en aliments non digérés et sont rendues sans douleur ; et lorsqu'elles sont rendues surtout la nuit.

Arsenicum, lorsque les matières sont aqueuses, jaunâtres ou muqueuses, vert foncé ; quand il y a brûlement à l'anus et dans le rectum pendant et après les garde-robes ; quand il y a aggravation vers minuit.

Colocynthis, quand les matières sont menues, mousseuses, qu'elles écorchent et sortent en produisant des coliques et d'intolérables épreintes.

Pulsatilla est essentiellement le remède de la diarrhée nocturne, ainsi que Hahnemann l'a indiqué le premier. Les garde-robes sont jaunâtres ou verdâtres, aqueuses ou muqueuses, corrosives ; elles sont rendues pendant le sommeil. Il y a beaucoup de gargouillements dans l'intestin grêle. La *Pulsatilla* semble être un bon médicament dans la diarrhée due à un manque d'activité du pancréas. La bouche est amère ou excessivement salée.

Phosphori acid. est un très bon médicament pour la diarrhée indolore, qui ne paraît pas débiliter le malade. Les garde-robes peuvent être blanchâtres ou jaunâtres. Elles peuvent être formées d'aliments non digérés.

Cham. est un remède inappréciable pour la diarrhée des enfants, surtout durant la dentition. Les matières sont aqueuses ou muqueuses, ou très généralement mélangées de deux espèces : verdâtres ou d'un vert tirant sur le blanc ou le jaune; excoriantes, fétides; l'enfant est très irritable et ne se calme que lorsqu'on le promène en le portant.

Oleander rend des services dans les cas où les matières sont indigérées ou bien lorsqu'elles échappent involontairement en rendant des gaz, quand il y a nausée et vomissement, et lorsque, après avoir vomi, on est pris d'une faim dévorante.

Digitalis a été utile dans le cas de garde-robes blanches, menues, qu'il y ait ou non jaunisse, spécialement s'il y a nausée en mangeant.

Croton réussit à merveille dans la diarrhée caractérisée par des évacuations aqueuses, jaunâtres ou d'un jaune verdâtre, sortant comme si elles étaient chassées à travers une seringue, surtout s'il y a des ascarides ou des lombrics dans les matières. Ainsi que Bell l'a très bien indiqué, la garde-robe aqueuse, son expulsion soudaine, l'aggravation par la nourriture ou la boisson, voilà les trois symptômes caractéristiques de ce remède qui nous mettra à même d'effectuer de brillantes guérisons toutes les fois que nous trouverons ces symptômes réunis.

Ipecac. est bon pour la diarrhée mousseuse, verte ou verdâtre, ou muqueuse, accompagnée de nausées persistantes.

Sulfur et *Apis*, choisis en tenant compte de leurs autres indications, ont été très souvent utiles dans les diarrhées où les garde-robes ont lieu surtout le matin de bonne heure.

CHAPITRE IV

DYSENTERIE

Cette maladie est la plus grave de celles qui sévissent dans la zone torride, non seulement à cause des dangers que fait courir chacune de ses périodes, mais aussi à cause de ses suites. Elle se distingue de la dysenterie de la zone tempérée par la présence constante des troubles hépatiques et par la fréquence de la gangrène.

« Dans la dysenterie, dit M. Bérenger-Féraud, « le foie est aussi malade souvent que l'intestin, « et surtout il a été, le plus fréquemment, atteint « avant lui. »

Les complications qui peuvent en aggraver le cours sont nombreuses. M. Bérenger-Féraud les a divisées en trois groupes :

1° Celles qui peuvent se présenter à un moment quelconque de la dysenterie : fièvre paludéenne, hépatite, phlegmasies pulmonaires, hémorragie intestinale, scorbut, troubles urinaires.

2° Complications de la période initiale : phlegmon insterstitiel de l'intestin, péritonite et perforation intestinale, invagination.

3° Accidents qui peuvent compliquer l'état chronique : troubles gastro-intestinaux, douleurs, paralysies, tuberculisation pulmonaire, rétrécissements intestinaux.

Il faut ajouter à ces derniers les reliquats de la dysenterie : troubles hépatiques, chute du rectum, hémorroïdes, fistules à l'anus, troubles urinaires.

A la vérité, il est rare qu'avec le traitement homœopathique on observe cette liste vraiment formidable de complications et de reliquats, parce que la violence de la période d'état est beaucoup atténuée et la convalescence beaucoup abrégée. Il est cependant certain que la dysenterie des pays chauds est pour tous une maladie très grave, laissant presque toujours après elle des ulcérations intestinales, très difficiles à guérir et pouvant entraîner la mort par épuisement ou par perforation intestinale.

Voici le traitement, tel que l'a tracé un médecin indien, M. le Dr Mahendra Lal Sircar : A son avis, *Ipeca* est le médicament souverain de la dysenterie et c'est presque toujours par lui qu'il commence. Si celui-ci échoue, il donne *Merc solub.* et, dans les cas très graves, *Corrosivus*. Quant à nous, nous avons toujours débuté par *Corrosivus*, qui n'a jamais trompé notre attente ; il répond en effet aux signes caractéristiques de la dysenterie : coliques douloureuses, ténesme rectal avec évacuation de glaires sanguinolentes ; le ténesme vésical et la brûlure en urinant sont également de son ressort.

Nous laissons maintenant la parole au Dr Sircar :

« *Aconit* est utile dans la période aiguë, lors-
« que la fièvre est très forte. *Belladonna* quand,
« avec la fièvre, les symptômes céphaliques nous
« inspirent des craintes, surtout s'il s'agit d'un
« enfant. *Cantharis* et *Capsicum* conviennent lors-
« que, en même temps que le ténesme rectal, il y
« a ténesme vésical et brûlure pendant la miction.
« Nous choisissons *Cantharis* lorsque les selles, mu-
« queuses, rougeâtres, ressemblent à de la râclure
« d'intestin ; *Capiscum* lorsqu'il y a une garde-
« robe immédiatement après avoir mangé ou bu.

« *Colchicum* quand les garde-robes sont comme
« une gelée, muqueuses, sanguinolentes, soula-
« geant les coliques, ou lorsque les garde-robes
« sanglantes sont mêlées d'une substance ana-
« logue à des pelures.

« *Colocynthis* soulagera souvent les intolérables
« épreintes accompagnant les garde-robes dysen-
« teriques. Quand il produit ce résultat il amène
« généralement la guérison.

« Quand la dysentérie a été précédé par une
« constipation opiniâtre ou quand elle a suivi
« l'administration de purgations, *Nux vom.*
« guérira sans l'aide d'aucun autre médicament.
« Elle convient très bien quand la douleur et le
« ténesme cessent après la garde-robe. »

L'aloès (*aloe*), que nous avons déjà recommandé dans beaucoup d'accidents de l'appareil digestif, exerce sur la dernière portion du canal alimentaire une action analogue à celle de *Nux vom.*

C'est certainement un remède important dans la dysentérie, ainsi qu'en font foi les symptômes suivants : ténesme, besoin d'aller à la selle après chaque repas, faim et tendance à se trouver mal pendant la défécation, crampes dans l'abdomen avant et après la selle, mucus et sang dans les fécès ; selle claire, jaune, grise, non digérée ; élancements et douleur térébrante à la région ombilicale, aggravés par la pression.

Elaps ne donne pas le ténesme, mais les selles composées de mucus sanguinolent ou de sang pur et noir, suivies de prolapsus du rectum. Il peut convenir dans les périodes avancées de la maladie, ou lorsque se manifeste la tendance à l'ulcération ou à la gangrène.

Mancinella donne des selles noires, fétides, sanguinolentes, avec ténesme ; accidents qui ne sont pas habituels à la période initiale de la maladie, mais peuvent se rencontrer plus tard.

« Dans les dernières périodes de la maladie, « ajoute encore M. le Dr Sircar, quand le processus « inflammatoire a produit des lésions intestinales « sous forme d'ulcération, eschare ou gangrène, « nous devons avoir recours à des remèdes autres « que ceux déjà mentionnés, et ce sont principa- « lement :

« *Carbo veg.*, quand la prostration est extrême « et que les garde-robes contiennent une grande « quantité de sang coagulé, spécialement lorsque « le cas a été mal à propos traité avec des doses « massives de mercure.

« *Silicea* quand on évacue des eschares infiltrées « de pus.

« *China*, quand l'état général est mauvais,
« qu'une diarrhée liquide, jaunâtre, fétide, a
« remplacé les garde-robes dysenteriques et qu'il
« y a de la tympanite.

« *Arsenicum*, quand il y a une grande prostra-
« tion, quand la gangrène est imminente ou est
« survenue, quand il y a grande agitation ou
« torpeur, lorsque les garde-robes sont accom-
« pagnées de brûlure à l'anus, qu'elles sont diar-
« rhéiques ou dysentériques, noires comme de la
« poix.

« *Psorinum*, quand les selles sont foncées,
« liquides et d'une fétidité intolérable.

« *Sulfur* et *Nitri acid.*, lorsqu'on a affaire à des
« cas fâcheusement modifiés par des doses exa-
« gérées de mercure. Si les garde-robes sont
« chaudes, brûlantes ou mousseuses, on donnera
« la préférence à *Sulfur*.

« *Rhux tox*. ne doit pas être oublié quand on
« rencontre des cas qui ont été amenés par des
« efforts physiques excessifs. Il convient parti-
« culièrement à l'état typhoïque. »

Adjuvants : Lavements à l'huile et à l'amidon
ou au blanc d'œuf mêlé d'amidon, lorsqu'on
aura à sa portée ces divers ingrédients. Une tisane
excellente et presque toujours facile à se procurer
est le lait que renferme la noix de coco. Les médecins cubains la donnent avec avantage à leurs
malades atteints de dysenterie et de diarrhée.

Traitement des complications.

1° *Complications pouvant se présenter à une période quelconque.* — Nous avons parlé de la fièvre

paludéenne. Les phlegmasies pulmonaires, l'hémorragie intestinale et les troubles urinaires ne sont pas des accidents propres aux pays chauds et sont étudiés dans tous les traités de thérapeutique homœopathique. L'hépatite et le scorbut sont chacun l'objet d'un chapitre à part.

2° *Complications de la période initiale* :

Plegmon insterstitiel de l'intestin. — Se reconnaît à la présence du pus dans les garde-robes. Donner d'abord *Hepar sulfuris*, puis *Silicea*. *Chininum sulfur*. est indiqué lorsque la suppuration est accompagnée d'un mouvement fébrile rémittent ou intermittent.

Péritonite. — *Aconit*. au début, lorsqu'il y a la fièvre avec frissons ; ensuite *Belladonna* lorsque les douleurs sont très intenses ainsi que le ballonnement du ventre et la sensibilité à la pression ; *Veratrum* dans les cas graves, avec froid, face grippée et vomissements.

La péritonite suraiguë, par perforation intestinale, est fatalement et promptement mortelle. Il n'y a rien à tenter, si ce n'est d'atténuer les douleurs atroces du patient par tous les anesthésiques possibles.

L'*invagination*, qui se manifeste, à la hernie près, par tous les symptômes de la hernie étranglée, est aussi un accident très grave. On peut cependant tenter de dégager la portion invaginée par l'emploi de *Belladonna* d'abord, puis de *Plumbum* et enfin d'*Opium*.

3° *Complications de l'état chronique et reliquats*. — Ils sont tous décrits dans les traités de thérapeutique homœopathique. Nous nous contenterons de conseiller *China* contre la tuberculisation pulmonaire, ce médicament répondant à l'épuisement qui résulte des pertes d'humeur copieuses et prolongées Contre les hémorroïdes il y a quatre médicaments principaux : *Nux vomica*, *Aloe*, *Sulfur*, *Capsicum*. Pour la chute du rectum il faut songer avant tout à *Ignatia*; *Elaps* peut aussi être utile dans certains cas.

Enfin tout traitement interne est inutile contre les rétrécissements intestinaux, ceux-ci étant toujours cicatriciels à la suite de la dysenterie. Il n'y a qu'une chose à faire, c'est de rentrer dans un pays civilisé et de se mettre entre les mains d'un chirurgien habile et consciencieux.

CHAPITRE V

HÉPATITE

Nous suivrons encore pas à pas le Dr Sircar dans la description du traitement de l'hépatite :

« Pour la *congestion et l'inflammation aiguës du* « *foie* aucun remède n'est aussi efficace qu'*Aconit*. « S'il ne réussissait pas à guérir complètement la « maladie, *Bryone* achèverait souvent la cure. « *Bryone* est utile quand le processus inflamma- « toire atteint surtout le péritoine. Quand l'in- « flammation a élu domicile dans la glande elle- « même, *Merc. sol.* rend les plus grands services.

« La *suppuration* du foie peut résulter directe- « ment de l'intensité de l'inflammation ou elle « peut être la conséquence de la dysenterie. Dans « un cas, j'ai eu la preuve évidente qu'elle avait

« été provoquée par un violent et soudain chagrin.
« Quand elle est une conséquence de la dysenterie,
« *China* peut-être utile. J'ai trouvé *China* et ses
« alcaloïdes plus efficaces à doses massives qu'en
« dilutions. Je n'ai jamais trouvé *Hepar* ou *Silicea*
« utile dans cette maladie, à moins qu'on ne dise
« que le dernier peut rendre service quand l'abcès
« s'est ouvert à l'extérieur ou à l'intérieur. Dans
« le cas de grande prostration, *Ars.*, *Carbo veg.*,
« *Lach.* donnent plus d'espoir de succès.

« Pour la *cirrhose hypertrophique*, accompagnée
« de jaunisse, d'anasarque et d'épanchement péri-
« tonéal, *Lach.* est un remède capital. »

Voici encore quelques médicaments qu'on aura
l'occasion d'employer :

Aloe : Tension et élancements dans la région du
foie.

Dolichos pruriens : Jaunisse avec prurit à la
peau ; convient plutôt à l'ictère catarrhal qu'à
l'hépatite proprement dite.

Nux moschata : Enflure du foie, pesanteur dans
la région de ce viscère. Ce médicament donne
aussi l'hypertrophie de la rate et paraît indiqué
lorsque l'inflammation du foie complique la fièvre
paludéenne ou est compliquée par elle.

Ictère grave (atrophie jaune aiguë du foie).
M. Jousset recommande *Aconit.*, teint. mère,
XX gouttes dans 10 cuillerées d'eau, 1 cuillerée de
2 en 2 heures. On connaît quelques cas de guérison
par ce médicament. A notre avis, *Phosphorus* et
Crotalus répondent beaucoup mieux à l'ensemble
des symptômes. Cependant, si l'appareil fébrile
était très intense dès le début et accompagné de

frissons au moindre mouvement, avec plénitude du pouls, on ferait bien d'alterner *Aconit.* avec *Phosphorus. Crotalus* répond à la douleur partant du creux de l'estomac et irradiant vers la région du foie, aux vomissements bilieux avec céphalalgie frontale, aux hémorragies multiples, à la prostration extrême avec état typhoïde.

QUATRIÈME PARTIE

MALADIES DE LA PEAU

—

Les affections cutanées propres à l'Afrique sont : 1° la maladie désignée par les Portugais sous le nom de *Sarne*; 2° l'*Eléphantiasis*.

CHAPITRE I

SARNE

Le mot *Sarna*, en Portugais, signifie *gale* et l'éruption décrite sous ce nom par MM. Lacaze et Nicolas est remarquable par la polymorphie de la gale. C'est un assemblage de vésicules eczémateuses, de papules rappelant le *Lichen tropicus*, de croûtes impétigineuses, de furoncles et d'abcès. Les auteurs que nous venons de citer ne parlent pas de sillons. Si ceux-ci existaient et que l'éruption présentât les mêmes localisations que la gale, sa nature parasitaire ne serait pas douteuse. Ce point de pathologie demande de nouvelles recherches. Quoi qu'il en soit, outre cette éruption polymorphe, on est sujet dans les pays chauds à des éruptions impétigineuses rebelles, occupant le plus souvent les membres inférieurs. En Algérie, on les appelle *lèpre des Arabes*. Ceux-ci y sont en effet particulièrement sujets, mais les Européens n'en sont pas exempts.

Nous n'insisterons pas sur la nécessité des soins de propreté comme préservatifs de la sarne, de l'éléphantiasis, etc. Nous ne saurions dire si la première est contagieuse; il est certain que l'éléphantiasis ne l'est pas, et les auteurs ne sont pas d'accord sur la contagiosité de la lèpre.

Pour la sarne il n'y a guère qu'un remède, c'est le *Soufre*. Ce médicament donne les trois sortes d'éruptions, papuleuses, vésiculeuses, impétigineuses; il donne le prurit douloureux et convient même aux furoncles. Lorsqu'il se forme des abcès, il faut passer à *Hepar sulfuris*, suivi de *Silicea*. Si l'éruption était compliquée de fièvre, si les furoncles devenaient des anthrax, il faudrait aussitôt songer à l'*Arsenic*. Si la forme impétigineuse prédomine, il faut donner *Dulcamara* et *Graphites*.

CHAPITRE II

ÉLÉPHANTIASIS

L'Éléphantiasis est caractérisé par l'hypertrophie considérable d'une région du corps, le plus

souvent d'un membre. C'est le membre inférieur
qui en est atteint le plus fréquemment, mais le
membre supérieur, la face et même la langue peuvent très bien devenir éléphantiasiques. Après les
membres inférieurs, ce sont les organes génitaux
externes qui sont le plus fréquemment atteints.
L'hypertrophie porte sur tous les tissus, ce qui
entraîne l'allongement et la déformation du membre; la peau est dure et épaisse, ne conservant
pas l'impression du doigt comme dans l'œdème,
tantôt lisse tantôt rugueuse et couverte de saillies
tuberculeuses, tantôt sèche tantôt suintant de la
sérosité. La peau éléphantiasique n'a pas tendance
à s'ulcérer; s'il s'y forme souvent des ulcères,
c'est par le contact permanent de sécrétions irri-
tantes, principalement de l'urine.

Cette affection peut naître spontanément, ce
qui est fréquent en Égypte et probablement plus
avant dans la profondeur du continent africain.
Mais des inflammations répétées de la peau et du
tissu cellulaire sous-cutané peuvent produire le
même résultat et l'on voit bien des cas d'éléphantiasis dans les climats tempérés; c'est le plus
souvent à la suite de fréquentes récidives d'érysipèle et d'angioleucite que l'altération hypertrophique de la peau devient permanente; aussi voit-
on souvent, au début de l'éléphantiasis, la peau
couverte d'un réseau de lignes rouges, parallèles
à l'axe du membre et aboutissant à des ganglions
lymphatiques enflammés dans l'aine ou dans
l'aisselle.

L'éléphantiasis n'est pas contagieux et n'altère
pas directement la santé générale; celle-ci s'affai-

blit par suite de l'immobilité à laquelle le malade est condamné par le poids de son membre. Aussi la maladie n'entraîne-t-elle pas la mort par elle-même, mais le pronostic en est grave à cause de sa très longue durée et de sa résistance aux agents thérapeutiques.

Traitement. — Il va sans dire que l'éléphantiasis est une des maladies qui réclament le plus impérieusement des soins de propreté minutieux. Puis il faut exercer sur le membre une pression continue et méthodique ; voici le procédé employé avec succès par M. Guibout et qui peut tant bien que mal être appliqué en Afrique où le caoutchouc n'est pas rare et où l'ouate peut être remplacée par les filaments de certains végétaux : « Elle « doit être pratiquée au moyen de bandes de « caoutchouc appliquées sur une couche épaisse « d'ouate, dont on enveloppe le membre, afin de « rendre la compression égale, uniforme et sup-« portable. Le bandage compressif doit être renou-« velé chaque jour, et l'on profite de son renou-« vellement pour baigner la partie malade, pour « la soumettre à l'action de douches, de mas-« sages, en un mot, de moyens propres à favo-« riser la résolution de l'hypertrophie et à modi-« fier une vitalité morbide. Il est inutile d'ajouter « que le malade doit garder la position horizon-« tale, et même que le membre hypertrophié doit « être tenu dans une situation élevée, propre à « favoriser aussi la résolution et le dégonfle-« ment (1). »

(1) Guibout. Nouvelles leçons cliniques sur les maladies de la peau, 1879, p. 610.

Aucun médicament ne donne exactement les lésions de l'éléphantiasis des Arabes. On peut, au début et lorsqu'il y a des poussées de lymphangite, donner *Euphorbia*, qui produit des stries d'un rouge pourpre sur la peau ; on songera ensuite à *Helleborus*, qui donne l'enflure des membres et le symptôme suivant, observé par Hahnemann : Les parties œdématiées donnent une sensation de distension et paraissent très pesantes.

Puhlmann conseille quatre médicaments : *Graphites*, *Calotropis*, *Silicea*, *Phosphorus*. A part le madar sur lequel nous ne possédons pas de renseignements suffisants, ces remèdes présentent quelques-uns des traits de l'éléphantiasis, mais aucun ne donne exactement l'hypertrophie de la région ni l'ensemble du type de la maladie. Turrel a publié un cas de guérison par *myristica sebifera*. Cependant rien, dans sa pathogénésie, ne se rapporte à l'éléphantiasis.

CHAPITRE III

LÉSIONS CUTANÉES ARTIFICIELLES

Les éruptions artificielles sont l'urtication et la vésication produites par le contact de certains végétaux propres au continent africain, ainsi que les lésions produites par la morsure de certains insectes.

1° *Urtication.* — Il y a deux plantes urticantes: le *Vossia procera* (om-souf des Arabes), à feuilles dont la gaine est garnie de poils irritants, qui par leur contact causent un vif prurit ; le *Mucuna urens*, légumineuse dont la gousse est armée de poils urticants.

2° *Vésication*. — Il y a sans doute plusieurs végétaux vésicants, mais le plus connu est l'*adenia venenata*, passiflorée grimpante, qui croît au Mechra, ensemble d'îles marécageuses du Molmoul, principal tributaire du Bahr-el-Ghazal, non loin du lac Nô. Cette herbe, toxique pour le chameau, rend impossible l'élevage de cette précieuse bête de somme dans cette région.

3° *Morsures venimeuses*. — Les animaux à morsure venimeuse ne sont pas rares. Il existe, à l'Ouest du Diour, principal tributaire du Bahr-el-Arab, une mouche qui rend impossible l'élevage du bétail et n'est probablement pas inoffensive pour l'homme. Citons aussi l'*Eumenes tinctor*, guêpe à ailes violettes, ayant cinq centimètres de longueur ; l'*Hétéromètre palmé*, gros scorpion qui sert de nourriture aux Bongos; le scorpion noir ; la *Galéode*, arachnide géante, armée de mandibules venimeuses, probablement voisine de la tarentule.

Il serait intéressant d'étudier l'action de ces plantes et de ces animaux sur l'homme sain, car ils pourraient être utilisés comme médicaments.

Les sensations douloureuses provoquées par les végétaux urticants ne présentent aucun danger. Il faut d'abord laver soigneusement les parties lésées, pour débarrasser la peau de tous les poils ou débris qui pourraient entretenir la douleur. Ensuite on appliquera des compresses imbibées de teinture d'arnica étendue d'eau; si l'on n'a pas d'arnica sous la main, l'eau fraîche ou acidulée suffira. Si le prurit et la douleur sont trop pénibles, on pourra prendre intérieurement une ou deux doses de *Rhus*, qui est l'antidote de l'ortie.

S'il y a vésication, c'est-à-dire si l'épiderme est soulevé, il faut percer la phlyctène en ayant soin de laisser l'épiderme, pour garantir la surface du derme contre le contact de l'air; ensuite on fera des onctions avec un corps gras quelconque (graisse d'hippopotame de préférence) et l'on appliquera par-dessus une compresse.

Quand il s'agit de morsure d'insecte venimeux, il faut d'abord s'assurer si le dard n'est pas resté dans la plaie; il est bon aussi d'agrandir un peu celle-ci et de la faire saigner. Ensuite on la lotionne avec de l'arnica ou de la teinture de *Ledum* étendue d'eau. S'il survient de la fièvre, on donnera de l'*Aconit* au moins pendant vingt-quatre heures. S'il se développe un gonflement œdémateux autour de la morsure il faut donner *Apis*; dans les cas graves *Arnica* et *Arsenic*.

4° *Charbon*. — Le charbon et la pustule maligne doivent etre observés sur l'homme dans les peuplades qui élèvent du bétail (Dinkas et autres). Les médicaments essentiels sont *Arsenic* et *Lachesis*, joints à un pansement approprié. De plus nous engageons vivement les Européens qui vivront dans les contrées d'élevage 1° à vérifier si les zébus et autres races bovines indigènes de l'Afrique et si les races ovines des mêmes pays sont susceptibles d'être atteintes du charbon; 2° dans le cas de l'affirmative, à en préparer des dilutions afin de l'utiliser comme préservatif et comme médicament. On l'emploiera comme préservatif en l'inoculant aux animaux sains, comme médicament en le faisant prendre aux hommes et aux femmes atteints de charbon ou de pustule maligne (1).

CINQUIÈME PARTIE.

ACCIDENTS DES MARCHES

—

CHAPITRE PREMIER.

ACCIDENTS NON TRAUMATIQUES.

Nous ne nous occuperons ici que des accidents non traumatiques, qui sont : l'*Insolation*, le *Coup de chaleur*, l'*Ophtalmie* et l'*Héméralopie*.

I. — Insolation.

Le coup de soleil est un érythème occupant les parties les plus exposées à la radiation solaire, et se terminant par desquamation. Le siège en est le plus souvent la face, parce que c'est la partie du corps qu'on peut le moins garantir.

L'inflammation de la peau peut être plus qu'érythémateuse et présenter l'apparence de l'érysi-

(1) Voir l'excellente brochure de M. le Dr Krüger, intitulée *Pasteurisme, isopathie et homœopatie*, 1883.

pèle, avec fièvre, céphalalgie, vésicules laissant après elles des ulcérations plus ou mois difficiles à guérir.

Lorsque l'insolation a porté sur le front ou la tête, on peut observer des symptômes généraux graves, comme le délire et les vomissements. En résumé, le coup de soleil n'est autre chose qu'une brûlure au premier ou au deuxième degré. Chose singulière ! les médecins qui ont vécu dans les pays chauds s'accordent à déclarer que le coup de soleil est rare dans ces contrées. Cela tient probablement à ce que l'éclat incommode de cet astre dans la zone torride force les habitants à prendre d'avance toutes les précautions nécessaires pour s'en préserver.

Le traitement est des plus simples : outre les soins hygiéniques qui viennent tout naturellement à l'esprit, il y a deux médicaments à donner : *Belladonna*, qui répond à l'érythème lisse, à la fièvre, à la céphalalgie et même au délire; *Rhus*, qui répond à l'érythème vésiculeux et aux phlyctènes. Si ces dernières s'ulcéraient, il faudrait avoir recours à *Arsenicum* et *Lachesis*.

N'oublions pas deux plantes de la flore tropicale : *Brucea* : Le soir, mal à la tête après avoir marché longtemps au soleil. — Dartres farineuses, pruriantes, au visage, suivies de desquamation de la peau.

Mancinella : Toute la tête est douloureuse, comme si elle avait été meurtrie ou comme si elle avait été exposée au soleil. Ce médicament produit aussi l'enflure et la rougeur de la face, mais celles-ci se compliquent d'une éruption de petites vésicules, qui rappellent plutôt l'eczéma rubrum que l'érysipèle vésiculeux.

II. — Coup de chaleur.

Le coup de chaleur, causé par l'élévation de la température et la tension hygrométrique de l'air ambiant, est une affection générale qui peut entraîner la mort très rapidement. Son évolution comprend trois périodes : période prodromique, période d'état, période de déclin. Cette dernière manque souvent, la mortalité du coup de chaleur étant considérable. La période prodromique peut aussi manquer ou du moins passer inaperçue, la mort arrive alors avec une rapidité telle que ce mal a été longtemps confondu avec l'apoplexie.

La période prodromique, outre la céphalalgie, la faiblesse et les vomissements, est caractérisée par les trois symptômes suivants, qui ne se rencontrent ensemble dans aucun autre état morbide : *chaleur excessive de la peau, constriction épigastrique énergique, besoins fréquents et très pressants d'uriner.*

Dans la période d'état on peut rencontrer deux formes : la convulsive et la comateuse, toutes deux fort bien résumées par MM. Lacaze et Nicolas, ainsi que par M. le Dr P. Hestrès, dans une excellente thèse sur ce sujet. Les symptômes les plus fréquents sont la pâleur de la face, la petitesse et la fréquence du pouls, l'injection des conjonctives, le resserrement des pupilles et l'intolérance de la lumière. Dans la forme convulsive ou agitante ces troubles sont accompagnés de délire de spasmes et de contraction tétanique des muscles, quelquefois même d'impulsion au suicide. Dans la forme comateuse, qui, selon M. le Dr Hestrès, ne serait qu'une nouvelle période succédant à l'agitation, on remarque une somnolence dégénérant en perte de connaissance avec respiration stertoreuse et écume sanguinolente à la bouche. Cette somnolence fait le plus souvent partie des accidents prémonitoires et mérite d'autant plus d'être notée qu'elle est aussi l'une des premières conséquences de l'état opposé de l'atmosphère, le froid extrême. C'est un des traits les plus saillants de la relation médicale de la retraite de Russie, écrite par Larrey. Dans la zone torride comme dans la zone glaciale, il faut bien se garder de céder à cette impérieuse envie de dormir, car on ne se réveillerait pas. Chose remarquable ! l'haleine du malade est froide. Cette période peut durer de 4 à 12 heures.

La période de déclin, qui dure quelquefois quinze jours, peut être signalée par un phénomène critique : émission abondante d'urine ou transpiration générale et franche de toute la surface du corps. Dans la majorité des cas, le rétablissement est très rapide et s'effectue en 8, 10 ou 12 heures ; mais il ne faut pas oublier les suites habituelles du coup de chaleur : fièvre intermittente ou pernicieuse, céphalalgie rebelle, irritabilité insolite du caractère, troubles de la vision et surtout horreur marquée de la lumière solaire. Enfin la récidive est des plus faciles et des plus dangereuses.

Traitement. — Nous n'insisterons pas sur les

moyens préventifs et palliatifs qui sont du ressort de l'hygiène ; ils sont trop bien énumérés dans d'autres traités. Nous nous contenterons d'une recommandation : ne jamais saigner les malades atteints de coup de chaleur, cette pratique a toujours produit de fâcheux résultats. Passons sans retard aux médicaments qui correspondent aux diverses périodes de cet accident :

Nul médicament ne répond mieux que *Belladonna* à la trilogie de la période prémonitoire. Lorque 'celle-ci est passée, *Glonoin* est le remède qui représente le mieux les traits du coup de chaleur confirmé : battements et chaleur aux tempes et au sommet de la tête ; céphalalgie insupportable avec fureur, chaleur à la tête, face rouge, yeux proéminents et pouls filiforme ; rougeur du blanc des yeux, regard farouche, chaleur dans les globes oculaires et les paupières ; pâleur de la face, même pendant la chaleur, pendant les congestions à la tête ou à la poitrine. On peut même l'essayer dans la forme la plus grave, la forme subite ou apoplectique, car Jahr signale dans sa pathogénésie le symptôme suivant : Perte des sens et chute sans connaissance pendant les congestions à la tête.

La forme comateuse réclame *Opium*, que les médecins allopathes eux-mêmes emploient avec avantage, sous la forme d'injections hypodermiques de morphine.

On fera bien de recourir à ce mode d'emploi du médicament lorsqu'on ne le possédera pas sous une forme plus conforme à nos traditions. D'ailleurs lorsque le malade est dans le coma, quelquefois avec contraction des mâchoires, l'introduction du remède par la voie stomacale sera à peu près impossible et l'on sera bien obligé de le faire pénétrer directement dans la circulation.

Lorsqu'on aura pu entrer dans la période de déclin, on fera bien de continuer pendant quelques heures, et même quelques jours, l'emploi de *Glonoin*, de 2 à 4 doses par jour. Toutefois si elle débute par un phénomène critique, nous donnons le conseil de suspendre tout médicament, de rester dans l'expectative et de se borner aux soins hygiéniques. Quant aux accidents consécutifs, nous renvoyons, pour la fièvre pernicieuse, au § qui traite de cette maladie. Les autres accidents tels que céphalalgie, irritabilité du caractère, troubles de la vision et horreur de la lumière, trouvent leur remède dans *Stramonium*.

III. — Ophtalmie.

La gravité de l'ophtalmie diffère beaucoup suivant les portions de l'appareil visuel qui sont atteintes. Sont-ce les paupières et la conjonctive (blépharo-conjonctivite) ? le pronostic est généralement bénin. Est-ce la cornée? il doit être réservé car la perforation de cette membrane peut entraîner la perte de l'œil. Est-ce l'iris? il doit être également réservé. Sont-ce la choroïde et la rétine? il est grave.

On reconnaît la blépharo-conjonctivite simple aux signes généraux de l'inflammation : tuméfaction, rougeur, chaleur et douleur. A ces signes s'en ajoutent quelques autres, propres à l'organe malade : hypersécrétion des larmes et du mucus palpébral ; celui-ci devient épais, s'amasse sur les bords palpébraux, entre les cils, se dessèche au contact de l'air et forme de petites croûtes collantes, qui agglutinent les paupières et entraînent la fermeture de l'œil. C'est généralement le matin qu'on remarque cette occlusion des yeux, parce que les mucosités se sont amassées pendant le sommeil. Souvent les bulbes des cils participent à l'inflammation, ils s'atrophient et les poils tombent. Souvent aussi les bords des paupières s'excorient et deviennent sanguinolents. Enfin les vaisseaux de la conjonctive, gorgés de sang, forment sur le blanc de l'œil un réseau plus ou moins serré et plus ou moins rouge. Lorsque la blépharo-conjonctivite est simple, c'est-à-dire lorsque ni la cornée ni l'iris n'est intéressé, le réseau vasculaire est plus serré vers les angles de l'œil qu'au milieu, la cornée conserve sa transparence normale, l'iris sa nuance habituelle, la pupille sa forme régulièrement circulaire.

La blépharo-conjonctivite que nous venons de décrire est celle de forme *catarrhale* ; il en existe encore deux autres fréquentes dans les régions intertropicales, particulièrement en Égypte : la forme *granuleuse* et la *purulente*. L'ophtalmie granuleuse est caractérisée par l'hypertrophie des papilles ou des glandes de la muqueuse palpébrale, qui forment à la surface des saillies plus ou moins grosses et plus ou moins nombreuses, appelées *granulations*. Ces granulations sécrètent un mucus plus ou moins épais et filant, et leur frottement contre la conjonctive pendant le clignement des yeux enflamme cette dernière. C'est une forme très rebelle.

La forme purulente (ophtalmie purulente) est très grave et peut entraîner la perte de l'œil en 2 ou 3 jours. Elle est caractérisée par la fièvre, les frissons qui accompagnent tout travail de suppuration, le gonflement qui est souvent énorme au point de rendre impossible l'ouverture de l'œil, le chémosis (gonflement de la conjonctive, qui est devenue d'un rouge vif, uniforme, et ressemble à un morceau de chair dans lequel est enclavée la cornée), la sécrétion de pus.

La cornée ne tarde pas à se prendre et, si le mal n'est enrayé à temps, elle s'ulcère, se perfore et l'œil se vide.

La *kératite* (inflammation de la cornée) est caractérisée par la forme de la vascularisation du blanc de l'œil, qui est plus marquée autour du bord de la cornée qu'aux angles. De plus la cornée elle-même devient trouble, sa surface présente des dépressions (ulcères) de formes diverses, qui laissent après elles des taches d'un blanc laiteux (taies). En même temps, le malade ferme l'œil instinctivement à cause de la douleur que lui cause l'impression de la lumière (photophobie) et la sécrétion des larmes est très abondante.

L'*iritis* (inflammation de l'iris) est caractérisée par une douleur assez vive, qui occupe le fond de l'orbite; l'injection des vaisseaux qui rayonnent autour du disque cornéen; le changement de couleur de l'iris, qui prend une nuance terne et indécise; la déformation de la pupille, qui, de circulaire, devient ovale ou irrégulière.

Cette inflammation se présente habituellement chez les sujets syphilitiques.

La *choroïdite* et la *rétinite*, difficiles à diagnostiquer sans le secours de l'ophtalmoscope, ne se rencontreront guère isolément au centre de l'Afrique. Elles sont caractérisées par la douleur du fond de l'œil, la photophobie et des troubles divers de la vision : tous les objets paraissent brillants, comme sur un tableau récemment vernissé; ou bien au contraire, et c'est le cas le plus fréquent, la vision est abolie partiellement, de sorte que le malade voit devant lui des taches d'étendue variable et de nuances diverses.

Le traitement de ces différentes affections réclame d'abord des soins hygiéniques consistant en préservation de la lumière et de la poussière, lotions fréquentes avec de l'eau tiède, propreté excessive des mains pour éviter de communiquer le mal aux personnes qui entourent le patient; ensuite des médicaments appropriés dont voici les indications.

Blépharo-conjonctivite simple : Belladonna et *Euphrasia*. Parmi les remèdes exotiques, il en est trois dont on pourra tirer parti : *Bounafa*, qui donne l'agglutination des paupières le matin ; on ne saurait y songer que dans les cas légers et au début. — *Elaps* donne les symptômes d'une blépharo-conjonctivite intense, non purulente : yeux rouges, enflammés, chassieux, regard vitreux; prurit et stries rouges sur la conjonctive, vision de taches rouges devant les yeux. Ce médicament donne aussi l'orgeolet (compère Loriot), accident léger, mais incommode. Enfin *Aloe* fait

affluer le sang aux yeux et fait naître sur la conjonctive oculaire uu boursouflement rouge, nettement limité, en forme de triangle et désigné sous
le nom de ptérygion. J'ai vu une personne chez
laquelle cela se produisait toutes les fois qu'elle
prenait de l'aloès.

Ophtalmie granuleuse : L'un des meilleurs médicaments est *Brucea* qui, outre les symptômes
ordinaires d'une blépharite intense, donne une
sensation douloureuse aux yeux comme par du
sable, obligeant à les frotter. Toutefois plusieurs
médicaments donnent la même sensation ; ce sont :
Belladonna (qu'il faut toujours avoir présente à
l'esprit lorsqu'il s'agit d'inflammation de l'œil),
Bryonia, *Calcarea*, (chez les scrofuleux et lorsque la
cornée est atteinte), *Phosphorus*, *Pusatilla*, *Sulfur*.

Ophtalmie purulente : *Corrosivus*, recommandé
par MM. Espanet, Jousset et de Keersmaecker.
Il ne nous paraît guère indiqué qu'au début ou
lorsque l'ophtalmie est causée par le virus blen-
norragique. Daus les autres cas, il faut prescrire
Argentum nitricum, recommandé par R. Hughes,
et qui donne en effet tous les symptômes de l'ophtalmie purulente : rougeur écarlate, ramollisse-
ment de la conjonctive ; rétrécissement de la
fente des paupières ; accumulation abondante de
mucosités dans les yeux ; angles des yeux couleur
rouge de sang, avec gonflement de la caroncule
lacrymale, qui devient comme un morceau de chair
rouge ; chemosis et rougeur de la conjonctive. Ce
médicament est surtout indiqué lorsque la douleur
est soulagée à l'air libre et frais et devient insupportable à la chaleur de la chambre. Suivant les

meilleurs auteurs, *Hepar Sutf.* et *Silicea* n'au-
raient pas contre la suppuration de l'œil autant
d'efficacité que contre celle des autres organes.
Corrosivus et *Argentum nitricum* doivent être employés *intus et extra*, c'est-à-dire en potion et en
collyre, 1 gr. de la 1ᵉ dilution pour 100 gr. d'eau.

Kératite : *Argent. nitric.*, cornée trouble avec
une tache blanche dessus ; médicament à donner,
comme nous venons de le voir, lorsque les autres
tissus de l'œil participent à l'inflammation. *Ipeca*,
médicament important dans la kératite de forme
commune. *Apis* lorsqu'il y a en même temps chemosis. *Calcarea carb.*, suivi de *Pulsatilla* et *Sulfur*, chez les sujets scrofuleux. Lorsque l'état aigu
est passé et qu'il ne reste qu'une taie sur la cornée, on peut en hâter la résorption par l'emploi
de *Senega*.

Iritis : Le médicament essentiel de l'iritis est
Belladonna, dont M. Jousset conseille de donner
une dilution élevée. Même lorsque l'iritis est syphilitique, il ne faut pas compter sur les mercu-
riaux ; M. R. Hughes a remarqué que l'iritis n'a
jamais été signalée parmi les accidents présentés
par les ouvriers qui préparent ou manient le mercure. Après la *Belladone*, on peut songer à *Daphne
indica*, qui répond à la douleur du fond de l'orbite, à des douleurs violentes aux prunelles, le
soir, avec forte surexcitation nerveuse ; yeux enflammés, ternes, faibles et comme noyés de larmes ;
sensation comme si une pellicule s'était placée
devant les yeux ; pupilles fortement contractées.

La *choroïdite*, la *rétinite* et autres maladies du
fond de l'œil sont trop graves pour être traitées

par un autre qu'un spécialiste. Il faut envoyer en Europe tout sujet chez lequel on en observera des indices.

IV. — Héméralopie.

Ainsi que le déclarent avec raison MM. Lacaze et Nicolas, la condition *sine qua non* de la guérison de cette névrose est l'obscurité. De plus, trois médicaments y répondent : *Veratrum, Pulsatilla, Mercur. solub.*, La névrose inverse, c'est-à-dire la cécité diurne ou nyctalopie, réclame *Aconit, Nux vom., Phosphor.*

Voici maintenant quelques indications pour des troubles de la vue qui peuvent être causés par une lumière trop intense ou la réverbération du sable :

Diplopie : *Bellad., Digital., Secale.*

Hémiopie verticale : *Acid. muriat., Lycopod.*

— horizontale : *Aurum.*

Amaurose accidentelle et éphémère, se reproduisant fréquemment : *Croton tigl.*

Perception de cercles lumineux : *Pulsatil.*

— de taches lumineuses : *Tarentula.*

Daltonisme (cécité pour une ou plusieurs couleurs, en général pour le rouge ou le vert) : *Aurum, Bellad.*

Aspect rouge des objets : *Conium, Elaps.*

— pâle des objets : *Pulsat.*

— vert ou jaune des objets : *Digit., Alumine.*

CHAPITRE II

LÉSIONS TRAUMATIQUES

Les accidents traumatiques auxquels on est exposé, dans le centre de l'Afrique comme partout ailleurs, sont les brûlures, les contusions, les entorses, les luxations, les fractures et les plaies. Nous les passerions sous silence si les particularités du climat n'en aggravaient le pronostic et si l'on ne possédait pas dans les ressources locales et dans la matière médicale homœopathique de puissants moyens d'en conjurer les dangers.

I. Brûlures.

Grâce à la profusion des matières inflammables et à l'incurie des habitants, l'Afrique centrale est peut-être la contrée du globe où l'on voit le plus d'incendies. Les seuls matériaux de construction étant l'argile, le bois et le chaume des graminées, il suffit que la foudre tombe sur une toiture, qu'une bourre de fusil encore enflammée soit poussée par le vent sur un chaume et tout un village brûlera en moins d'une heure.

Les habitants sont d'ailleurs habitués à ce genre d'accidents et s'en troublent peu. Ajoutons à cela que sur une grande partie du territoire l'herbe des steppes est incendiée tous les ans au moment de la sécheresse; que le seul moyen employé par les naturels pour chasser l'éléphant consiste à l'acculer dans un ravin, puis à mettre le feu aux herbes qui l'entourent ; que toutes les races nègres, sans exception, cultivent le tabac et fument la pipe, ce qui entraîne tous les malheurs à craindre de la part d'un fumeur peu soigneux ; et l'on comprendra que les brûlures doivent être extrêmement fréquentes. Les accidents par les liquides bouillants sont beaucoup plus rares.

Nous n'insisterons pas sur la classification des brûlures suivant leur gravité ; elle peut être réduite à 4 degrés bien tranchés : 1° simple érythème ; 2° phlyctène ; 3° mortification de la peau ; 4° mortification des tissus sous-jacents.

Il faut avant tout calmer la douleur, qui est toujours des plus aiguës, et le meilleur moyen pour obtenir ce résultat ne consiste pas, comme on serait tenté de le croire, dans les applications froides.

Il faut au contraire recourir à la chaleur : soit exposer devant un foyer la partie brûlée, soit appliquer dessus une étoffe imbibée d'eau chaude, soit faire des onctions d'huile ou de graisse également chaude. Les liquides froids, à la vérité, soulagent instantanément, mais la douleur revient plus vive dès que ceux-ci s'échauffent ou qu'on en retire la partie malade. Avec les applications chaudes, au contraire, le soulagement se fait attendre une ou deux minutes, mais il est définitif et la cicatrisation se fait mieux. Nous avons vu aussi l'acide phénique calmer très bien la douleur et amener promptement la guérison d'une brûlure au 2° degré, chez un enfant de 4 ans. Les teintures d'arnica, de cantharide et d'ortie sont également bonnes pour les brûlures des deux premiers degrés. Si l'on possède de l'arnica, il faut lui donner la préférence ; sinon, on doit trouver en Afrique des coléoptères voisins de la cantharide et plus encore des végétaux voisins de l'ortie, car cette plante est pour ainsi dire la compagne inséparable non pas de l'homme, mais de sa demeure.

Dans les cas de lésions très étendues et dans ceux du 3ᵉ et du 4ᵉ degré, l'élimination d'une eschare est inévitable, il faut se borner à la favoriser et à modérer la suppuration.

De toutes les blessures, les brûlures sont celles qui demandent le plus à être tenues à l'abri de l'air, à cause de la douleur que provoque son contact. Aussi faut-il avoir soin, en perçant les phlyctènes pour en évacuer le contenu, de conserver l'épiderme. Il faut aussi renouveler les pansements le moins possible.

Si on a la bonne fortune de pouvoir se procurer du goudron, il faut en enduire la peau, appliquer dessus une couche d'ouate ou, a défaut d'ouate, d'étoupe ou de duvet de graine de *calotropis*, puis couvrir le tout d'une seconde couche de goudron. Le premier pansement doit être maintenu 4 jours, le deuxième de 5 à 8 jours.

Sur le conseil de M. le docteur Duprat, nous avons appliqué le goudron sur un enfant de 18 mois, qui, ayant reçu du café bouillant sur les jambes, avait celles-ci couvertes de brûlures du 1ᵉʳ au 3ᵉ degré ; il a guéri en 3 semaines et il ne lui est resté aucune cicatrice. Ce pansement a cependant un inconvénient, celui d'être douloureux au moment où on le pose. Nous pourrions citer d'autres cas dans lesquels le résultat a été aussi heureux.

On peut encore employer comme topique la farine, soit celle du sorgho, soit celle du manioc bien épurée.

Nous croyons même que le meilleur pansement, dans ces contrées où le linge est très rare, où il n'existe ni ouate, ni goudron, ni arnica, ni acide phénique, consisterait en une couche d'amidon presque converti en empois par son mélange avec de la teinture d'ortie chaude ; à défaut d'ortie, on peut se servir du jus d'un fruit tel que celui du *spondia*, dont l'arrière-goût styptique annonce qu'il contient du tannin.

Les cicatrices des brûlures sont très difformes, au point de rendre quelquefois très difficiles les mouvements des membres. Il faut savoir aussi que, lorsque ces lésions siègent aux doigts et aux orteils, on a beaucoup de peine à empêcher ceux-ci de contracter des adhérences pendant le travail de cicatrisation. Il faut, pour éviter cela, avoir soin de fixer entre les doigts de petites attelles en bois.

Il est nécessaire d'associer au traitement externe un traitement interne pour simplifier les suites des brûlures.

Le premier jour, on donnera de l'*Arnica*, de 4 à 8 cuillerées, suivant la gravité du cas. Si le malade a de la fièvre, il faut administrer *Aconit*, de 3 en 3 heures.

Ensuite *Cantharis* est le médicament dont les effets sur l'homme sain se rapprochent le plus de ceux de la brûlure du 2e degré.

Lorsque la lésion prédominante est la rougeur avec gonflement érysipélateux, il faut donner *Belladonna*. Les brûlures du 2ᵉ et du 3ᵉ degré réclament *Lachesis*.

Lorsque l'eschare est tombée, il faut donner *Silicea* pour activer la cicatrisation. Contre les brûlures des muqueuses, principalement de la muqueuse buccale, brûlures généralement occasionnées par des boissons ou des aliments trop chauds, Hering (1) conseille *Causticum*, 3ᵉ dilution, *intus et extra*.

Les complications les plus redoutables sont (après la douleur) les convulsions, la suppuration, la gangrène et la diarrhée. Lorsque la douleur est accompagnée d'insomnie, on en vient à bout à l'aide de *Coffea*.

Les convulsions se montrent plus souvent chez les femmes, les enfants ou les sujets alcooliques ; Hering conseille contre elles *Chamomilla*, nous recommandons aussi *Belladonna* et *Hyosciamus ;* ces deux derniers conviennent également à la prostration et à la syncope qui peuvent résulter de l'excès de la douleur.

Pour modérer la suppuration, il faut donner *Hepar sulfuris*, suivi de *Silicea* (tous deux à des dilutions élevées); ensuite on pourra relever les forces à l'aide de *China*. A la gangrène, avons-nous dit, il faut opposer *Lachesis*. Si ce venin ne suffit pas, on aura recours à l'*Arsenic*. Celui-ci convient également à la diarrhée ; il fera place ensuite à *Acid. phosphoricum* suivi de *Carbo veget.*, si le malade tombe dans un état inquiétant d'adynamie (V. III⁰ partie, chap. III, Diarrhée). Il est évident que, lorsque la période fébrile est passée, il faut faciliter la régénération des tissus par *une alimention substantielle*, en rapport avec la tolérance de l'estomac et les ressources de la saison. Cette recommandation s'applique également au régime de toutes les lésions traumatiques.

II. — Contusions, entorses et fractures.

A. *Contusions*. — Nous ne dirons rien des contusions, sinon que leur remède essentiel est l'*Arnica, intus et extra*. Si l'organe contus est une glande, par exemple le testicule chez l'homme, le sein chez la femme, il faut donner *Conium* à l'intérieur. On sait que la contusion des glandes fait facilement éclore la prédisposition au cancer : le remède que nous venons de conseiller est le plus propre à conjurer cette fâcheuse éventualité. Hahnemann le recommande également contre la cataracte traumatique.

B. *Entorses*. — Les entorses sont certainement très fréquentes, vu l'absence des chemins tracés, la mollesse du sol dans la saison des pluies, la consistance ligneuse et l'enchevêtrement des herbes qui jonchent le sol, surtout dans les forêts.

Le premier soin à imposer à un sujet atteint d'entorse est le repos de l'articulation lésée. Chez les sujets scrofuleux et chez ceux prédisposés à la tuberculose, les entorses dégénèrent souvent en tumeur blanche ; le premier et le plus sûr moyen de l'éviter est de garder le repos. Il faut ensuite masser l'articulation, c'est-à-dire exercer sur la région une série de pressions et de frottements avec la main enduite d'un corps gras, en ayant soin que les frottements soient toujours dirigés de l'extrémité du membre vers le centre du corps, c'est-à-dire dans le sens des veines. Cela fait, on enveloppera l'articulation de tissus imbibés d'arnica ou, mieux encore, on fera des onctions avec de l'huile d'arachide, d'élaïs ou de lophire ailé, mélangée à parties égales avec la teinture d'arnica.

Le traitement interne consistera dans les trois médicaments suivants : *Rhus*, à donner le premier, car il répond admirablement aux lésions des tissus fibreux ; il est surtout indiqué par l'aggravation des douleurs la nuit et pendant le repos. *Bryonia* convient au contraire à l'aggravation par le mouvement ; ce médicament répond à une période plus avancée, celle de l'arthrite et de l'hydartrose (épanchement de sérosité dans l'articulation). Enfin *Euphorbia*, plus facile à se procurer que les deux remèdes précédents, mérite d'attirer notre attention. On lit dans sa pathogénésie le symptôme suivant : Douleur comme celle d'une entorse dans le bras droit, la hanche, la cuisse gauche, aggravée par le mouvement et la marche. *Ruta* doit être préférée dans les lésions des articulations du carpe et du tarse.

Nous ne dirons rien des luxations qui réclament, outre les soins de l'entorse, les manœuvres nécessaires à leur réduction. Ce sont des accidents graves, qui ne peuvent être convenablement traités que par un chirurgien expérimenté.

C. *Fractures.* — Nous serons également bref

sur le chapitre des fractures. Si elles sont sans plaie, il faut les réduire, puis maintenir le membre à l'aide d'un appareil. Celui-ci ne sera pas facile à exécuter dans des pays où l'on n'aura sous la main aucun aide ni aucun objet de pansement; on fera comme on pourra.

Après avoir placé l'os dans une position convenable, il faut en faciliter la réparation par un traitement interne. Deux médicaments répondent aux lésions traumatiques des os; ce sont *Symphytum* et *Ruta graveolens. Ruta*, dont l'action se rapproche beaucoup de celle de la belladone, correspond aux douleurs et aux symptômes inflammatoires ; *Symphytum* agit directement sur le tissu osseux. Il n'est pas permis de soigner une fracture sans le donner au moins une fois. Si le blessé est âgé, affaibli par des maladies ou des privations antérieures, il faut lui prescrir *Calcarea carbonica* et mieux *Calcarea phosphorica*, qui donnera une impulsion plus énergique à la nutrition de l'os. Mais, dans certaines parties de l'Afrique, le principal obstacle à la régénération du tissu osseux consistera dans la pauvreté du sol en sels calcaires.

Schweinfurth a remarqué, chez les Bongos, je crois, que la coquille des limaçons et celle des œufs est très mince. Je serais étonné que dans cette contrée la consolidation des fractures se fît facilement et que celles-ci ne se terminassent pas souvent par de fausses articulations, résultat très fâcheux, car il rend à peu près impossible l'usage du membre. Dans ces cas-là, il ne faut pas se contenter de prescrire au blessé des doses infini-

tésimales de carbonate ou de phosphate de chaux,
on n'obtiendra rien si l'on n'introduit les sels calcaires dans ses aliments. On peut broyer en une
poudre aussi fine que possible des coquilles d'œufs
ou de colimaçons, puis donner la poudre délayée
dans l'eau. On peut la mélanger avec le jus d'un
fruit acide, *Xymenia* ou *Hymenocardia*, pour
tâcher d'obtenir un sel soluble et par conséquent
assimilable ; on peut encore la délayer dans du
lait, afin d'obtenir dans l'estomac la formation de
lactate de chaux.

Si l'on n'a à sa disposition ni œufs ni limaçons,
il restera la ressource de broyer des os et de
mélanger la poudre, comme on le pourra, avec
la bouillie qu'on servira au malade pour l'ali-
menter.

Les complications des fractures sont, comme
pour d'autres lésions, la fièvre, les abcès et la
gangrène. Lorsque les fragments ont traversé la
peau, ce qui entraîne la communication du foyer
de la fracture avec l'air extérieur, le pronostic
est grave. On ne pourra éviter l'exfoliation de
l'os, la formation d'abcès et de phlegmons dont
le pus ne trouvera pas d'issue au dehors ; il en
résultera tous les dangers des suppurations prolongées et de la décomposition du pus par l'air
extérieur. Il faudra redoubler les soins de propreté et faire dans les clapiers des injections d'eau
additionnée de teinture d'*Arnica*, puis de *Symphytum* ; si l'on n'a pas ces deux teintures, on
pourra se contenter d'eau-de-vie de sorgho ou de
limonade de *Carpodinus*. A l'intérieur on donnera
successivement *Aconit*, *Hepar*, *Silicea*. Quant à la

fièvre et à la gangrène, le lecteur est déjà suffisamment édifié sur leur traitement.

III. — Plaies.

A. *Soins immédiats à donner aux plaies :*
C'est surtout dans ces circonstances que le
missionnaire devra prouver aux indigènes la supériorité de la race de Japhet en déployant toutes
les ressources de son génie inventif. Moins bien
partagé que le chirurgien militaire sur le champ
de bataille, il ne trouvera pas sur le blessé de
vêtements auxquels il puisse emprunter les
pièces d'un pansement, même le plus élémentaire.

Il devra chercher autour de lui, dans le sol et
dans la flore, les ressources qu'il ne peut deman-
der à l'industrie de ses semblables, remplacer
l'étoffe par des écorces (auxquelles d'ailleurs les
naturels savent donner la résistance et la souplesse
du feutre par une série de mouillages et de
battages), substituer à la charpie les soies de
Calotropis ou la filasse des graminées, aux épin-
gles des épines, et ainsi de suite. D'ailleurs, au
sein de ces contrées désolées, la Providence n'a
pas laissé l'homme dénué de toutes ressources
contre les nombreuses causes de destruction qui
l'environnent.

La flore locale lui offre, dans ses produits plus
ou moins textiles et dans ses espèces les plus
vénéneuses, de puissants agents de guérison. Les
indigènes savent en utiliser quelques-uns, et,
chose remarquable, appliquent sans s'en douter la
loi des semblables.

On lit dans Schweinfurth :

« Pendant que j'étais là (chez les Diours), un
« jeune garçon se blessa au genou; une vieille
« femme mit sur la plaie une compresse de
« *Modecca abyssinica*. Pour cela, elle gratta un
« morceau d'écorce enlevé à une branche de cette
« plante si vénéneuse, exprima la sève que ren-
« fermait la pulpe ainsi obtenue, la recueillit sur
« une feuille humide dont elle recouvrit la bles-
« sure comme d'un emplâtre, et banda l'appareil
« avec une seconde feuille. Je regrette de n'avoir
« pu être témoin du résultat de ce pansement.
« D'après Forskal, qui l'a découverte en Arabie
« où elle porte le nom d'*Aden*, la *Modecca* pulvé-
« risée et prise en boisson a pour effet un gonfle-
« ment des membres qui est suivi de mort (1). »
Or, le même Schweinfurth a remarqué qu'en
Afrique les plaies se compliquent souvent d'un
gonflement dangereux. Quelle étrange intuition a
révélé aux Diours les vertus homœopathiques de
la *Modecca* ? Quoi qu'il en soit, nous recommandons, pour cette fois, aux Européens de ne pas
dédaigner cette écorce et de ne pas mettre leur
amour-propre à faire autrement que les Diours
s'ils ne sont pas sûrs de faire mieux.

La meilleure classification des plaies est celle
qui les classe d'après l'agent qui les a produites.
En effet, à chacune de ces divisions répond une
médication différente.

A ce point de vue, elles se divisent en plaies par
instrument piquant, par instrument tranchant,
par arrachement, par instrument contondant;

____

(1) *Au Cœur de l'Afrique*, t. II, p. 277.

nous rangeons parmi ces dernières les morsures et les plaies par armes à feu.

Les *plaies par instrument piquant* seront souvent l'effet des épines d'une espèce de mimosa. Cet arbre est fréquemment recouvert par l'eau à la saison des inondations et, si l'on traverse un cours d'eau à la nage ou si l'on ne prend pas garde dans les forêts, on peut être cruellement piqué par cette légumineuse. Nous rangeons dans la même classe la piqûre des moustiques et des autres insectes.

Le médicament des piqûres est, ainsi que l'a établi Teste (1), le *Ledum palustre*, qu'il faudrait, autant que possible, donner *intus et extra*.

Les *plaies par instrument tranchant* sont naturellement celles qu'on rencontrera le plus fréquemment. Elles peuvent être causées par le rotang et l'herbe tranchante des marais, dont les tiges, armées d'épines acérées, font à la peau des déchirures très douloureuses; celles-ci siègent principalement aux pieds et aux membres. Mais en Afrique les coupures sont par excellence les plaies de guerre, les armes des nègres étant la flèche, la lance et une sorte d'épée et de hache. Les flèches et les lances, étant toujours munies de petites barbes et de dentelures, lacèrent beaucoup les tissus et l'on ne peut les retirer de la plaie sans aggraver encore les désordres. L'*Arnica* a beaucoup moins d'action sur les coupures que sur les contusions. Il faut lui préférer *Calendula*. Héring, dans son *Traité de médecine homœopathique*

(1) *Systématisation pratique de la matière médicale.*

domestique, recommande *Staphysagria* si la blessure est nette, profonde, produite par un instrument tranchant : un couteau, un morceau de verre, ou bien si elle est le résultat d'une opération chirurgicale.

Lorsque la plaie s'enflamme, il faut passer à *Hamamelis*; enfin, lorsqu'on n'a pu éviter la suppuration, *Hepar sulfuris* suivi de *Silicea*.

Les *plaies par arrachement*, avec dilacération des tissus et des nerfs, réclament *Hypericum perforatum* (1). Bien entendu, il faut régulariser la plaie, couper les portions de tendons qui restent pendantes et donner au lambeau de peau une forme et une situation qui permettent la cicatrisation.

L'*Arnica* retrouve sa supériorité dans le traitement des *plaies par instrument contondant*, qu'elles soient causées par une morsure ou par une balle. Les plaies contuses auront le plus souvent pour cause, en Afrique, la morsure d'un chien, d'une hyène, une corne de bœuf ou de défense d'éléphant; dans les rivières on peut avoir un membre coupé par un crocodile, dans les chasses on peut être blessé par un lion. Les blessures par armes à feu sont fréquentes, mais rarement dangereuses. Naturellement les armes que possèdent certaines peuplades ne sont pas des armes perfectionnées; ce sont des fusils que les négriers musulmans ont échangés contre des esclaves ou dont les nègres se sont emparés par le vol ou par la violence.

____

(1) Voir l'excellent mémoire de M. le D* Bernard (de Mons) intitulé *Recherches et considérations sur le traitement homœopathique du traumatisme.*

C'est surtout dans les zéribas et au passage des caravanes que les accidents sont à craindre. L'habitude étant, en Afrique comme en Europe aux noces de village, de tirer des salves et les Nubiens et les nègres dirigeant de préférence leurs armes vers le sol, malheur à ceux dont les jambes se trouvent sur le passage des projectiles. Schweinfurth a failli être atteint plusieurs fois pendant les deux ans qu'il a passés dans ces contrées et beaucoup de gens ont été frappés sous ses yeux. Ces décharges lancées aveuglément causent très souvent l'incendie des huttes et des greniers.

Les plaies contuses, surtout celles par armes à feu, sont souvent compliquées de fracture comminutive. Lorsqu'il y a de nombreuses esquilles osseuses, assez superficielles et qu'on puisse extraire sans augmenter beaucoup les lésions des parties molles, il faut les enlever, puis immobiliser le membre avec des attelles.

Ainsi que nous l'avons dit, l'*Arnica* est le médicament souverain des plaies contuses, mais il ne faut pas en continuer longtemps l'usage. Il empêche les complications immédiates, qui sont l'enflure et l'hémorrhagie, mais si l'on n'a pu empêcher la suppuration, le moment de son emploi est passé. Il faut alors le remplacer par *Calendula* ou *Hamamelis*; si l'on est dépourvu de ces substances on leur substituera l'eau fraîche, souvent renouvelée. Enfin on terminera par ce qu'on est convenu d'appeler le pansement simple, consistant en un linge troué ou une feuille non vénéneuse, assez résistante et enduite d'un corps gras; puis on pose dessus de la charpie ou de la filasse pour absorber le pus, enfin on maintient le tout à l'aide d'une compresse et de liens faits d'un tissu quelconque. A l'intérieur on donnera l'*Arnica* les premiers jours; *Aconit* s'il se déclare de la fièvre; ensuite *Lachesis* et *Arsenicum* pour faciliter l'élimination des parties mortifiées; puis *Silicea* et *Graphites* pour modérer la suppuration et activer la cicatrisation. *Graphites* devra être souvent indiqué en Afrique, car il convient aux personnes débilitées, dont la peau est facilement vulnérable et se guérit difficilement. Elle devient habituellement ainsi quand on a été longtemps soumis à une nourriture insuffisante ou de mauvaise qualité.

Plaies venimeuses. — Les plaies venimeuses sont celles qui ont été faites par un instrument imprégné d'une substance toxique, comme le dard de certains insectes, la dent de certains serpents, celle d'un chien enragé, etc.

En Afrique, ces plaies sont rarement mortelles, car nous avons vu qu'il y a des portions de ce continent où les serpents venimeux n'existent pas et les piqûres de guêpe, d'abeille, même de scorpion ou d'araignée n'entraînent généralement pas la mort. Les indigènes essaient, comme partout, de rendre leurs armes plus dangereuses en les trempant dans un suc végétal toxique.

Fort heureusement, ceux qui sont les plus voisins de la Haute-Egypte ont adopté le piment, qu'ils croient très vénéneux.

Il est certain que les plaies ainsi assaisonnées ne doivent pas manquer de piquant, mais nous n'avons pas entendu dire que ce condiment ait jamais causé mort d'homme.

Nous n'oserions pas inspirer la même sécurité à l'égard de l'armement des voisins des Zoulous, des Makololos et des riverains du Zambèze et du Congo.

La première chose à faire dans le pansement d'une plaie venimeuse consiste à faire une ligature entre elle et le cœur, pour empêcher que le poison se répande dans toute l'étendue du torrent circulatoire. Enfin il faut faire saigner la plaie, la laver soigneusement et aspirer les humeurs qui sont à la surface, afin de les empêcher de pénétrer dans l'organisme. La succion des morsures de serpent est un procédé classique, mais tellement répugnant qu'il faut de l'héroïsme pour le pratiquer. Celle des autres plaies venimeuses ne saurait être conseillée, parce que le poison pourrait en être plus facile à absorber par la voie buccale et stomacale que le venin de serpent. Mais on pourra sans beaucoup de difficultés improviser des ventouses, qui exerceront une aspiration utile. Si l'on redoute un poison très violent, il ne faut pas hésiter à cautériser les tissus imprégnés ; on emploiera soit l'ammoniaque, soit l'acide phénique, et mieux encore le fer rouge.

Il ne reste plus ensuite qu'à essayer de combattre les symptômes d'empoisonnement à l'aide d'un antidote. Celui des piqûres d'insecte, de guêpe ou d'araignée est *Apis*. Ceux des morsures de serpent sont le *Cedron*, considéré par quelques auteurs comme un spécifique, le *Mikania guaco*, commun en Amérique, mais qui n'existe peut-être pas en Afrique, enfin le *Dorstenia contrayerva* de la famille des Morées. Les poisons végétaux dont les nègres imprègnent leurs flèches sont presque toujours des sucs de strychnées ou d'euphorbiacées, peut-être aussi de solanées. Contre tous les alcaloïdes, M. Jousset conseille la solution iodurée de Bouchardat, dont la formule est :

Iodure de potassium.......	0 gr. 40
Iode......................	0 gr. 30
Eau......................	1.000 gr. »

à boire par demi-verres.

Ajoutons-y l'*Opium* contre les strychnées et les solanées, le *Camphre* contre les euphorbiacées.

B. *Complications des plaies :*

Les complications les plus dangereuses des plaies sont : l'hémorrhagie, l'érysipèle, l'ulcération, la présence de corps étrangers, la gangrène et le tétanos.

1° *Hémorrhagie*. — Le sang peut venir d'une artère ou d'une veine. S'il vient d'une artère il est rutilant, sort en jet et par saccades isochrones au pouls ; s'il vient d'une veine, il est d'un rouge foncé, tournant au noir, coule en nappe et d'une façon continue. Les hémorragies veineuses sont moins dangereuses, parce que les parois des veines, étant très rétractiles, reviennent promptement sur elles-mêmes et oblitèrent ainsi le vaisseau divisé. Il n'en est pas de même des artères, dont l'ouverture reste béante. Les hémorragies veineuses cèdent généralement aux topiques (arnica, amadou, perchlorure de fer, toile d'araignée); les hémorrhagies artérielles ne seront arrêtées que par des moyens mécaniques (compression et ligature). La compression est le moyen le plus facile à employer par ceux qui n'ont pas fait de la chirurgie une étude spéciale. Il faut chercher le plus près possible de la plaie, entre celle-ci et le cœur, un endroit où l'artère ne soit pas profonde ni éloignée d'un plan résistant. Au membre inférieur il n'y a guère que le pli de l'aine, à égale distance du pubis et de la saillie de l'os du bassin au-dessus de la hanche. Au membre supérieur on peut choisir, suivant l'endroit où est la plaie, le poignet (à la place où d'habitude on tâte le pouls); le pli du coude entre la tubérosité interne de l'humérus et le milieu de la largeur du membre; le haut du bras, à sa face interne, au commencement de l'aisselle. Au cou on trouve l'artère derrière le muscle sterno-mastoïdien et on la comprime d'avant en arrière, dans la direction du corps des vertèbres cervicales. Avec un tampon quelconque (bouchon, morceau de bois, etc.) on comprime l'artère sur le plan osseux qui lui sert de support et l'on maintient le tampon à l'aide d'un lien suffisamment serré. Ce pansement est connu sous le nom de *garrot*. Si une veine importante a été blessée et que l'hémorrhagie soit considérable, il faut aussi comprimer le vaisseau, mais la compression doit être faite, non pas entre la plaie et le cœur, mais au contraire entre la plaie et les extrémités. Il faut ensuite que celle-ci soit continuellement arrosée d'eau arniquée très froide, l'arnica étant, après tout, l'un des meilleurs hémostatiques que nous possédions. Pendant les fortes hémorrhagies, le blessé perd facilement connaissance. Mais, suivant Hering (1), « la syncope peut être avantageuse, car,

____
(1) Hering, *loc. cit.*, p. 228.

« en cet état, le sang coule moins rapidement et peut
« se coaguler plus facilement, surtout si l'on favorise
« la coagulation par des applications d'eau froide. »

A l'intérieur on donnera d'abord l'*Arnica*, puis
China, surtout s'il y a tendance à la syncope.
Enfin il faudra favoriser la reconstitution du sang
par un régime aussi substantiel que les ressources
le permettront.

Il faut recommander au blessé d'éviter les mouvements du membre lésé, à moins que le garrot
ne soit solidement maintenu.

2° *Erysipèle*. — L'érysipèle est caractérisé par
un gonflement rouge, douloureux, à bords fes-
tonnés, saillants, nettement limités, occupant une
étendue variable autour de la plaie.

L'érysipèle traumatique, aussi bien que le spontané, a une grande tendance à envahir de proche
en proche de nouvelles régions et peut arriver
ainsi à couvrir une grande partie du corps. Il est
accompagné de fièvre, de vomissements, souvent
de délire, d'inflammation des ganglions lymphatiques voisins et constitue une complication
dangereuse à cause de l'adynamie profonde qui
en est la conséquence.

Le gonflement que Schweinfurth a vu se déve-
lopper souvent autour des plaies, dans l'Afrique
centrale, n'est probablement autre chose que de
l'érysipèle. On fera donc bien d'essayer le suc de
Modecca contre cette complication, surtout contre
la forme maligne.

Le traitement interne de l'érysipèle traumatique
est le même que celui de l'érysipèle spontané.
A la forme bénigne conviennent :

Belladonna, médicament fondamental, qui répond à tous les symptômes.

Apis, lorsque le gonflement œdémateux est considérable.

Hepar sulf., recommandé par M. le D\ Jousset quand il y a des douleurs d'excoriation et un gonflement considérable, convient en général au traitement des plaies, lorsque celles-ci sont arrivées à la période de suppuration.

Rhus tox., lorsque la surface érysipélateuse se couvre de phlyctènes et lorsque le malade est agité la nuit.

L'érysipèle prendra trop souvent une forme maligne contre laquelle les médicaments seront insuffisants. Cette forme est caractérisée par le désaccord des symptômes, la chute des forces, la mobilité de l'éruption, la teinte livide ou hémorrhagique des tissus envahis. En pareil cas, les remèdes indispensables sont :

Lachesis contre les symptômes généraux graves avec *tendance au refroidissement*.

Arsenicum, si la peau est brûlante et qu'il y ait une grande agitation, avec une fièvre à exacerbations périodiques, vespertines ou nocturnes.

Carbo veg. si le pouls est imperceptible et l'asphyxie commençante.

L'érysipèle, surtout le traumatique, est contagieux et épidémique; il faut donc isoler les érysipélateux et surtout les séparer des autres blessés.

3° *Ulcération*. — Chez les nègres africains, les plaies se terminent souvent par ulcération. Les relations des explorateurs mettent ce fait en évidence et cela n'a rien d'étonnant ; il est le résultat de la malpropreté, de l'insouciance des blessés et aussi de la difficulté qu'on a de leur appliquer un pansement convenable. Mais les Européens ne doivent pas être à l'abri de cette complication fâcheuse. La fatigue exagérée, des atteintes antérieures de fièvre paludéenne, une nourriture ou insuffisante ou peu assimilable par les estomacs de la race caucasique, sont autant de causes qui, en débilitant l'organisme, le rendent impropre à régénérer les tissus lésés. Nous ne parlons pas de la syphilis ni de la scrofule, maladies ulcératives par excellence, surtout dans un semblable climat. Naturellement c'est au pied que les ulcères siègent le plus souvent, d'abord parce qu'il est plus accessible aux agents vulnérants, puis parce que, la circulation veineuse y étant moins active, la cicatrisation s'y fait plus lentement. Nous ne saurions trop dire qu'une plaie au pied n'est jamais bénigne et engager le lecteur à la traiter avec le plus grand soin. Il devra avant tout exiger le repos ou s'y condamner, s'il est lui-même le blessé. Ensuite, il recherchera s'il ne reste pas sous la plaie quelque corps étranger, car les blessures qui ne se cicatrisent pas sont souvent un indice de cette complication. On recherchera aussi s'il n'existe aucun signe de syphilis ou de scrofule. Dans le premier cas on donnerait *Phytolacca* et *Corrosivus;* dans le second, *Calcarea carb.* et *Silicea.* Les veines du membre ulcéré sont-elles très variqueuses, il faut donner *Hamamelis,* puis *Arsenicum* et *Carbo veg.*

Si l'on ne peut attribuer l'ulcération à aucune

des causes que nous venons d'énumérer, il faudra donner les médicaments suivants :

Pæonia, recommandé par Ozanam, contre les ulcères de la partie inférieure du corps.

Graphites, peau facilement vulnérable et lente à se cicatriser.

Arsenicum, ulcères à bords indurés et sécrétant une sérosité de mauvaise nature.

Bounafa, ulcères chroniques, indolents.

Euphorbia, ulcères torpides, anciens.

Angustura, ulcères profonds, phagédéniques, atteignant les os et les creusant jusqu'à la moelle.

Aranea diadema, qui donne le symptôme suivant : ulcère au talon gauche, pourra être utile contre les plaies occupant cette région et survenues pendant la marche.

Enfin, les nègres allant toujours nu-pieds, les ongles de leurs orteils doivent présenter fréquemment des lésions destructives, analogues à celle qui est connue sous le nom d'*ongle des Barbades*. Si l'on voit un ongle devenir douloureux, fendillé et changer de couleur, si les parties molles qui l'entourent sont enflées et sensibles, on pourra prescrire d'abord *Elaps*, qui donne une douleur perforante sous l'ongle du gros orteil ; ensuite *Belladonna* pour faire tomber les symptômes inflammatoires, enfin *Graphites*, le médicament qui agit le plus sur les ongles.

4° *Corps étrangers.* — Les corps étrangers qui se trouvent dans les plaies sont presque toujours des débris du corps vulnérant (fragment d'épine, de fer de lance, grains de plomb ou balle de fusil) ; ils peuvent être aussi des débris de vêtement ou de bijou, ou bien ils peuvent être formés aux dépens du blessé lui-même et consister en esquilles provenant du brisement d'un os. On reconnaît leur présence en introduisant dans la plaie un stylet (petite tige de métal à extrémité arrondie); lorsque celui-ci est en contact avec eux, le doigt de l'explorateur éprouve une sensation de choc, qui est caractéristique.

Ainsi que nous l'avons dit, la présence d'un corps étranger empêche la cicatrisation et fait souvent dégénérer les plaies en ulcères; il faut donc avoir soin de l'enlever lorsqu'il est accessible aux moyens d'investigation et peut être extrait sans qu'on ait à redouter une hémorragie ou une sérieuse aggravation des lésions existantes. A la vérité, ces corps ont tendance à se porter vers la surface du corps et provoquent un travail de suppuration qui facilite leur élimination, mais cette suppuration même, en se prolongeant, épuise le malade, qui est déjà exposé à toutes les complications des plaies. Toutefois les projectiles des armes à feu, lorsqu'ils sont situés profondément dans une partie charnue et ne menacent pas, par leur voisinage, d'enflammer un organe essentiel à la vie, sont très bien tolérés par l'organisme; on peut donc les laisser. Il est évident qu'on ne peut tenter contre cette complication qu'un traitement chirurgical; le traitement interne n'agit qu'indirectement en maintenant l'organisme dans des conditions favorables.

5° La gangrène des plaies doit être traitée, comme les brûlures du 3e et du 4e degré, par *Lachesis* et *Arsenicum*.

6° *Tétanos*. — Cette complication fréquente des plaies, dans les contrées chaudes et humides, est aussi fort grave. Elle consiste dans une contraction permanente des muscles du corps et entraîne la mort par inanition et par asphyxie, à cause de l'impossibilité où se trouve le malade de faire les mouvements de déglutition et de respiration.

Le tétanos débute généralement par les muscles moteurs des mâchoires ; on donne au spasme tonique de ces muscles le nom de *trismus*. Le blessé a d'abord de la peine à ouvrir la bouche, puis à avaler ; ensuite les muscles de la nuque se prennent et la tête se renverse en arrière ; enfin le corps tout entier se courbe en arc de cercle et, dans un grand nombre de cas, la mort seule met fin à cette contracture douloureuse.

Au début, le médicament le plus généralement recommandé est l'*Aconit*.

Lorsque la contracture est encore limitée à la bouche, on peut essayer *Daphne indica*, qui donne le symptôme suivant : sensation d'enflure, rigidité et tension de l'articulation de la mâchoire. Lorsque les muscles du front et du cou sont atteints, *Jatropha* peut rendre des services.

Cicuta virosa sera encore utile si le malade a des grincements de dents, la face pâle et des tressaillements dans les membres. Mais les médicaments fondamentaux du tétanos sont les arbres du genre strychnos (*Nux vomica* et *Ignatia*) et l'*Angusture*. Voici les symptômes qui répondent à ce dernier :

Angustura. — Tension dans les muscles temporaux en ouvrant la bouche. Tension des muscles de la face. Contraction des muscles des lèvres, laissant voir les dents, avec cyanose des joues. Respiration intermittente, spasmodique. Spasme des muscles pectoraux. Raideur du cou. Secousses électriques le long du dos. Pouls fréquent, irrégulier, intermittent. Aggravation des spasmes par le bruit, le toucher et l'injection d'eau tiède.

Nux vomica répond, comme le précédent, à tous les accidents tétaniques, surtout si le moindre contact donne au malade des tressaillements comme des secousses électriques.

Enfin M. le Dr R. Hughes recommande l'acide cyanhydrique (*acidum hydrocyanicum*), qui provoque en effet des convulsions tétaniques chez les sujets sains. Malheureusement c'est un corps trop volatil et trop instable pour qu'on puisse, sans l'altérer, le transporter d'Europe au centre de l'Afrique. Il vaudra mieux chercher, dans la flore, des fruits ou des feuilles exhalant l'odeur d'amande amère, parce qu'elles doivent en partie cette odeur à la présence de l'acide cyanhydrique ; mais nous ne conseillons cela que comme un pis-aller.

TABLE DES MATIÈRES

CINQUIÈME PARTIE. — Accidents des marches.

5754-90. — Corbeil, Imprimerie Éd. Crété.

www.ingramcontent.com/pod-product-compliance
Ingram Content Group UK Ltd.
Pitfield, Milton Keynes, MK11 3LW, UK
UKHW020843120726
13693UKWH00002B/794